慢性伤口
居家护理指导

杨 雅◎主编

U0295208

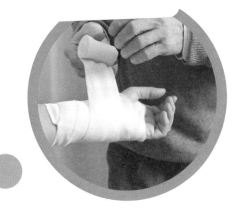

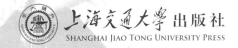

上海交通大学出版社
SHANGHAI JIAO TONG UNIVERSITY PRESS

内容提要

本书共有 8 个章节，作者用浅显易懂的语言介绍了压力性损伤、糖尿病足、下肢血管性溃疡、肿瘤伤口、术后延迟愈合伤口、低温烫伤、甲沟炎等社区常见慢性伤口的发生机制、处理原则、常见误区、居家护理要点等，并附有典型图片及护理案例。

本书可作为社区护士通识教育用书，也适合社区慢性伤口患者本人及其照顾者阅读，用于提升居家伤口照护水平，促进伤口早日愈合。

图书在版编目（CIP）数据

慢性伤口居家护理指导/杨雅主编. —上海：上海交通大学出版社，2023.7
ISBN 978-7-313-28837-0

Ⅰ．①慢…　Ⅱ．①杨…　Ⅲ．①慢性病-创伤外科学-护理学　Ⅳ．①R473.6

中国国家版本馆 CIP 数据核字（2023）第 099326 号

慢性伤口居家护理指导
MANXING SHANGKOU JUJIA HULI ZHIDAO

主　　编：杨　雅

出版发行：上海交通大学出版社		地　　址：上海市番禺路 951 号
邮政编码：200030		电　　话：021-64071208
印　　制：上海锦佳印刷有限公司		经　　销：全国新华书店
开　　本：880mm×1230mm　1/32		印　　张：3.625
字　　数：81 千字			
版　　次：2023 年 7 月第 1 版		印　　次：2023 年 7 月第 1 次印刷
书　　号：ISBN 978-7-313-28837-0			
定　　价：38.00 元			

编 委 会

主　编　杨　雅

副主编　曾满琴　王红玉　曾　洁　李红莉

编　委　王玉秀　吴颖华　方思怡　王　懿
　　　　沈　兰　凌　莉

序

随着人口老龄化趋势日益严峻，老年失能、失智患者越来越多，疾病、各种损伤以及照顾者照护不周导致的慢性伤口也逐年增多。以压力性损伤为例，其在社区养老院和护理院的发病率高达 10％～20％，是临床工作中最常见的慢性伤口种类，具有愈合时间长、治疗费用高等特点，为患者及家庭带来沉重负担。国家卫生健康委印发的《全国护理事业发展规划（2021—2025 年）》中提出"老年医疗护理提升行动"，对老年照护行为提出了明确的要求，并指出要"完善护理服务体系，加强护士队伍建设，提升基层护理服务能力"。基于此，我们编写了这本涵盖社区常见慢性伤口的入门级工具书。它既可作为基层医院护士伤口护理的培训书目，亦可成为老年居家照顾者随时查阅的参考书，具有较高的实用性。

徐汇区大华医院伤口护理门诊是上海市首批伤口适任护士实训基地，长期致力于伤口专科领域临床护理、教育、科研和管理工作的开展，2015 年至今培养各级医院伤口专科护士三百余名；团队参与及承接国家"十二五"规划子课题、区局级课题和市级课题 8 项，发表论文十余篇，取得专利 1 项，积累了丰富的临床经验。在此基础上，伤口护理团队的专科护士查阅大量资料，结合工作中的实践经验，编写了《慢性伤口居家护理指导》一书，以期通过知识和经验的分享，为社区基层从事伤口护理的护士提供学习和参考的依据，同时也可为老年患者居家护理提供指导。

大部分基层护理人员以及慢性伤口患者的照护者都未接受过系统的伤口护理专门课程教育，因此在面对复杂伤口时常有力不从心之感，加之近年来国内外功能性敷料的迅猛发展，护理人员和照护者都非常需要伤口护理教育相关的书籍。本书针对社区常见伤口编写，有理论，有案例，涵盖从伤口学概论到压力性损伤、下肢溃疡、烧烫伤以及甲沟炎等常见伤口的处置方法，教会临床护理人员及照护者早期识别和正确干预各类伤口，避免患者情况进一步恶化。

借由本书的出版，传递慢性伤口护理知识，使更多医务工作者对伤口处理产生兴趣；亦可向护理人员及患者照护者提供有效信息，帮助他们修习伤口相关技能，使他们照护患者伤口时可以得心应手，为病患提供最有效、最有益的治疗措施，惠及患者，提升护理和照护质量。

由于时间仓促，本书若有疏漏之处，尚祈读者不吝指正与赐教。

上海市徐汇区大华医院

2022 年 7 月

前　　言

　　大多数慢性伤口发病机制复杂、治疗难度大、周期长、费用高，其所带来的感官不良变化和迁延不愈造成的经济负担严重影响了患者及其家属的生活质量。

　　慢性伤口患者大多年老体弱，尤其在社区中有许多瘫痪在床的患者，出门非常不便，且慢性伤口需多次换药处理，这类患者由于行动不便，无法在第一时间得到救治；照顾者普遍缺乏正确的伤口处理知识，经常因处置不当导致伤口感染和恶化，错过了最佳干预时间，导致伤口愈合延迟，后期需要花费更多治疗费用。为了提高社区照顾者的伤口处置水平，以便早期识别患者居家期间的各类伤口并进行规范的处理，我们编写了《慢性伤口居家护理指导》一书。

　　《慢性伤口居家护理指导》共8个章节，涵盖了慢性伤口概论以及压力性损伤（压疮）、糖尿病足、下肢血管性溃疡、肿瘤伤口、术后延迟愈合伤口、低温烫伤、甲沟炎及浅表软组织感染等常见慢性伤口的护理知识，结合最新行业指南，以浅显通俗的语言、图文并茂的形式，介绍了各类慢性伤口发生的原因、早期表现、处理方法及居家护理要点等，简单明了，借鉴性强。

　　徐汇区大华医院是上海市首批伤口适任护士实训基地，本书的主编杨雅是基地创始者和负责人，本书的编者均来自临床一线，拥有国际伤口造口治疗师、伤口适任护士等专业资质，长期从事伤口专科护理工作，具有丰富的临床实践及居家照护经验。书中以大量案例还原各类伤口的真实情况，有利于患者及其照顾者在实际护理情境中进行对照，从而指导居家护理。

　　本书的完成凝聚了多位临床护理专科护士的心血，在编写过程中参考了大量书籍和文献，反复推敲、不断修正，历时一年余，三易其稿，终于写成。感谢他们的默默付出，感谢他们无私分享了自己的知识、经验和智慧，感谢他们在社区老年人群伤口的预防与居家护理方面所做的努力！

　　由于编者水平有限，书中难免存在疏漏，恳请各位读者批评指正。

编者

目　　录

第一章

慢性伤口概论

第一节　什么是慢性伤口

皮肤和皮下组织的正常结构和功能受到破坏，即产生伤口。组织损伤后，机体的正常反应是恢复组织解剖与功能的完整性，这是一个及时、有序的修复过程。

临床上根据伤口愈合时间将伤口分为急性伤口和慢性伤口。急性伤口包括外科术后伤口、擦伤等，通常2～4周内完全愈合。国际伤口愈合学会关于慢性伤口的定义为：一个无法通过正常、有序、及时的修复过程达到解剖和功能上完整状态的伤口。临床上多指因各种原因形成的伤口经1个月以上治疗未能愈合，也无愈合倾向者。通常，当伤口每周不能缩小10%～15%或超过1个月不能缩小50%，就被认为是慢性伤口（见图1-1），如压力性损伤、糖尿病足、下肢溃疡和肿瘤伤口等。

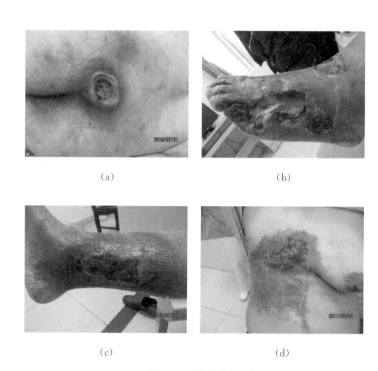

（a） （b）

（c） （d）

图 1-1　慢性伤口

（a）压力性损伤；（b）糖尿病足；（c）下肢溃疡；（d）肿瘤伤口

第二节　慢性伤口延迟愈合的影响因素

一、全身影响因素

（一）老龄

老龄患者皮肤的神经及血管养分供应减少，皮肤变薄，胶原蛋白分泌减少，降解增加。这些生理改变必然导致老龄患者容易出现皮肤破损和溃疡，愈合缓慢。

（二）营养不良

蛋白质、维生素、微量元素缺乏，不能为组织再生提供所需的营养，会使伤口愈合延缓。与伤口愈合有关的微量元素有铜和锌，维生素类有维生素 A、维生素 C 和维生素 E 等。这些物质在正常人体内一般不会缺乏。但是，伤口愈合的需要量大大超过平时，加之患者的食欲不佳，进食较少，也会造成供不应求。

（三）全身性疾病

（1）糖尿病患者易并发血管性疾病，导致血液供应障碍。糖尿病患者也易并发神经病变，造成皮肤干裂、感觉异常和足部畸形，易产生伤口。糖尿病患者的高血糖使巨噬细胞功能受损，伤口炎症反应弱，直接导致了成纤维细胞生长和胶原蛋白合成减少。因此，糖尿病患者容易出现伤口，而且伤口难以愈合。

（2）血液循环系统功能状态不佳会导致周围组织血供不足，从而影响伤口愈合，如心力衰竭或者动脉硬化患者。

（3）自身免疫性疾病是指机体免疫系统对自身抗原发生免疫应答，产生自身抗体和（或）自身致敏淋巴细胞，造成组织器官病理损伤和功能障碍的一组疾病。当机体免疫系统对自身组织细胞发生应答、产生细胞的破坏或组织的损伤时，可能形成伤口。在这种免疫应答无法抑制的情况下，必然造成伤口的无法愈合，转变为慢性伤口。

（4）其他：贫血、恶性肿瘤和肾功能不全等。贫血使血液携带氧能力下降，导致周围组织缺氧而影响伤口愈合。恶性肿瘤伤口难以愈合的原因有：肿瘤组织的快速生长、坏死组织易于感染、营养平衡失衡及治疗时药物的影响。

(四）肥胖

肥胖患者在广泛的皮下脂肪术后容易形成死腔和血肿，妨碍血氧向伤口释放，为感染提供了病灶；脂肪组织的血液供应相对较少，伤口血供不足，易发生脂肪液化坏死；过多的脂肪组织会导致伤口的张力增加，这样会阻碍伤口局部的血液循环，影响伤口的愈合。

(五）药物

外源性肾上腺皮质激素妨碍伤口愈合，主要是因为激素能稳定细胞溶酶体膜，阻止蛋白水解及其他促进炎症反应的物质释放，抑制了伤口早期的炎症反应。

非特异性消炎药物如阿司匹林、吲哚美辛等，能阻断前列腺素的合成，从而抑制伤口愈合过程的炎症反应，使伤口愈合缓慢。

细胞毒性药物能抑制骨髓中细胞的分裂增殖，使炎性细胞和血小板数量降低，相关生长因子不足，从而严重地影响了伤口的愈合。免疫抑制剂一方面可降低白细胞的活性，使伤口清创过程受阻；另一方面，免疫抑制剂会增加感染的机会，从而干扰伤口愈合的过程。

(六）放射治疗

作为主要治疗或围手术期辅助治疗，超过 50％ 的肿瘤患者会接受不同程度的放射治疗（放疗）。放射性损伤造成组织形态和功能的改变。对于正常组织，电离辐射的直接后果包括低剂量所致的细胞凋亡和高剂量所致的组织完全坏死。照射区皮肤表现为菲薄、缺乏血管、剧烈疼痛、极易损伤或感染。伤口或放疗损伤通常表现为伤口愈合延迟，组织缺血性改变。同时，放疗所带来的不良反应如恶心和胃肠道不适等症状会引起营养吸收障碍，从而影响伤口的愈合过程。

(七) 吸烟

烟草的成分主要影响血管活性。烟草的主要成分包括尼古丁、一氧化碳、焦油、甲醛、氮氧化物和苯等，对伤口的愈合都有一定的影响。吸烟者血管收缩可以引起手术区组织相对缺血，炎症反应减少，损害杀菌能力，胶原代谢改变。吸烟者血液循环中一氧化碳和血红蛋白的结合，降低了对氧的运输能力，尼古丁会使周围血管收缩，影响伤口愈合。庄泽等人的研究证实吸烟是术后切口愈合不良的独立危险因素。Soni 等人在一项回顾性研究中也发现吸烟患者切口愈合不良，伤口感染率较不吸烟者增高。

(八) 心理状态

伤口患者常出现焦虑和抑郁等心理应激反应，研究显示，心理应激可使慢性伤口愈合延缓的风险提高 4 倍。黄玲玲等人的研究也表明，心理压力大的患者伤口愈合速度延迟，可能增加感染和并发症的风险。有学者在研究中指出，情感暴露疗法/表达性写作让伤口患者写出创伤经历，可增加患者的伤口愈合速度。

二、局部影响因素

影响伤口愈合的局部因素除了伤口损伤程度、受损范围和坏死组织外，还包括以下局部因素。

(一) 伤口感染

感染是影响伤口愈合最常见的原因，由于多种细菌混合感染，耐药性的产生和生物膜的形成使其成为治疗难题。炎症反应是伤口愈合的基础，但过度的炎症反应却会导致局部组织细胞的坏死，而坏死的组织是阻碍伤口愈合的因素，甚至会引起全身性感染。伤口感染导致的异常主要是胶原代谢紊乱，感染区中性粒细胞吞噬细菌后释放的蛋白酶和氧自由基可破坏组织，使胶原溶解超过沉积，引起伤口延迟愈合。感染存在时，细菌和炎症细胞增加了氧和其他养料的消耗，成纤维细胞代谢受损，而且感染后渗出物很多，加大了局部伤口愈合难度。

（二）缺氧和低灌流量

良好的局部血液循环，既能保证伤口修复所需要的营养和氧，也有利于坏死物质的吸收和运输，控制局部感染。组织灌注不良在慢性伤口形成中的作用已得到广泛认同，包括其引发的缺血缺氧、代谢产物堆积以及缺氧诱发的中性粒细胞功能低下，这些都能造成伤口愈合延迟。

（三）坏死组织

伤口渗液和坏死组织不仅能充当细菌良好的培养基，而且能构成细菌逃避宿主免疫反应的屏障，增加感染的机会。伤口内遗留的坏死组织也可以通过形成纤维蛋白网对生长因子产生滞留作用，使伤口愈合延迟。细菌定植和感染都能增加伤口内的细菌毒素和蛋白水解酶，延长炎症反应，增加坏死组织。

（四）异物

木屑、玻璃、缝线和痛风石等残留在体内，造成组织的炎症排异反应，使伤口愈合延缓。

（五）局部张力及压力

伤口的张力及压力直接影响局部血流灌注及肉芽组织的生长。1992 年德国 Fleischman 博士首创的负压疗法治疗慢性难愈合伤口正是利用了这一原理，其可减轻伤口的张力，促进伤口愈合。当患者长时间无法移动，如脊髓疾病、重症患者，慢性伤口长久不愈的风险增加。这些压力性损伤常发生于骨突处、骶尾部和足跟等。

（六）伤口的温度和湿度

（1）温度：保持伤口温度接近或恒定在人体常温 37℃ 时，细胞有丝分裂的速度增加 108％，且酶的活性处于最佳状态，有助于提高伤口的愈合速度。

（2）湿度：保持伤口适当的湿度会促进表皮细胞增生的速度增快 50％；对于没有感染的伤口，其渗液本身有多重生长因子及蛋白溶解酶，能刺激血管及表皮细胞的增生。众多学者研究证实"湿性愈合"有利于伤口愈合，湿润的环境可促进组织纤维蛋白溶解及毛细血管形成，调节伤口氧张力，加速愈合速度。

（七）pH 值

大多数人体相关的致病菌在 pH 值＞6 时生长良好，当 pH 值＜6 时生长受到抑制。保持皮肤正常的酸性环境可以有效地减少身体表面的生物负荷。急性炎症期时脓液为酸性，可以有效地抑制细菌生长，清除无生机组织。但在慢性伤口中，伤口 pH 值持续呈弱碱性，而弹性蛋白酶、纤溶酶和基质金属蛋白酶-2 的最佳 pH 值是 8.0，导致分解代谢占主导地位，不利于伤口愈合。

（大华医院　曾满琴）

第二章

压 力 性 损 伤

第一节　认识压力性损伤

一、什么是压力性损伤

压疮，俗称褥疮，又名压力性溃疡（pressure ulcer），现称为压力性损伤（pressure injury），是指位于骨隆突处、医疗或其他器械下的皮肤和（或）软组织的局部损伤，可表现为完整皮肤或开放性溃疡，可能会伴疼痛感。损伤是强烈和（或）长期存在的压力或压力联合剪切力导致的。软组织对压力和剪切力的耐受性可能会受到微环境、营养、灌注、并发症以及软组织情况的影响。

二、压力性损伤好发于哪些部位

压力性损伤的好发部位是身体在不同体位的骨隆突部位（见图 2-1、表 2-1）。

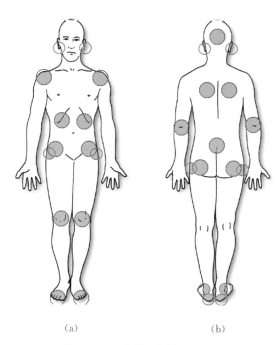

（a）　　　　　　　　　　（b）

图 2-1　压力性损伤的好发部位

表 2-1　不同姿势时压力性损伤的好发部位

姿势	坐姿	侧卧	俯卧	仰卧
好发部位	肩胛骨、肘关节、骶尾区、臀部、肘关节、膝关节背面、足底	耳、肩关节、胸部外侧、髋骨、膝关节外侧、足掌、足踝外侧	耳、肩关节、胸部、膝关节、足背、足趾	枕骨、肩胛骨、肘关节、骶尾区、足跟、足趾

三、压力性损伤发生的危险因素及高危人群

凡是存在活动能力、移动能力减退或丧失，和（或）组织耐受性降低的患者都是压力性损伤的高危人群。常见压力性损

伤高危人群如图 2-2 所示。

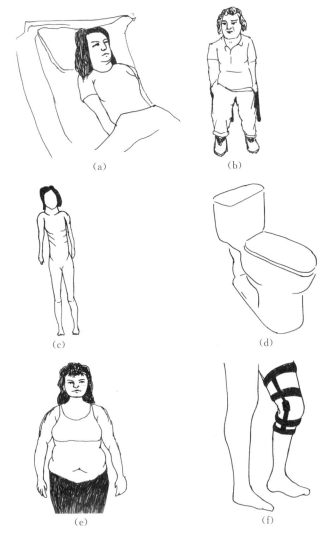

(a)　　　　　　　　(b)

(c)　　　　　　　　(d)

(e)　　　　　　　　(f)

图 2-2　常见压力性损伤高危人群

（a）长期卧床者；（b）老年患者；（c）营养不良和消瘦者；（d）大小便失禁者；（e）水肿患者；（f）使用矫形器械者

第二节　压力性损伤的临床表现及护理

压力性损伤可分为：1期压力性损伤（见图 2-3）、2期压力性损伤（见图 2-4）、3期压力性损伤（见图 2-5）、4期压力性损伤（见图 2-6）、深部组织压力性损伤（见图 2-7）、不可分期压力性损伤（见图 2-8）、器械相关压力性损伤和黏膜压力性损伤，本书中仅讨论前六种压力性损伤。

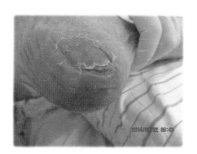
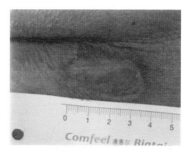
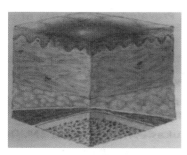
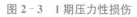
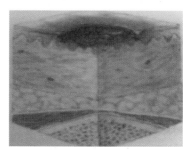

图 2-3　1期压力性损伤　　　　　图 2-4　2期压力性损伤

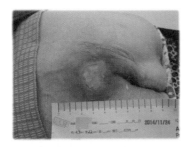

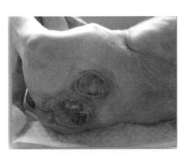

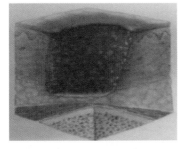

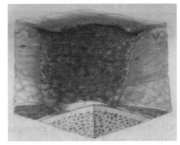

图 2 - 5 3 期压力性损伤 　　　图 2 - 6 4 期压力性损伤

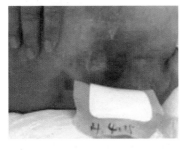

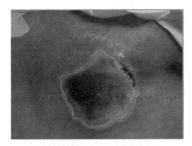

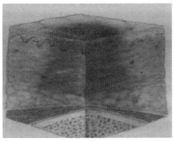

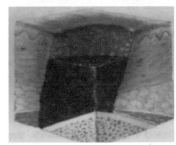

图 2 - 7 深部组织压力性损伤 　　　图 2 - 8 不可分期压力性损伤

一、1期压力性损伤

1期压力性损伤：指压时红斑不会消失（非苍白性发红）。

（一）临床表现

局部组织表皮完整，出现指压不变白的红斑，深肤色人群可能会出现不同的表现。指压变白性红斑或感觉、皮温和硬度的改变可能比观察到的皮肤改变更早出现。这些颜色变化不包括紫色或褐红色，如果出现这些颜色，可能表明存在深部组织损伤。

（二）处理

1. 处理原则

（1）解除局部作用力，改善局部血运。

（2）避免发红的部位持续受压和受潮，造成皮肤浸润。

（3）监测皮肤变化状况并继续进行压力性损伤风险评估，确定压力性损伤危险因素和其他部位发生压力性损伤的危险程度。

（4）积极采取干预措施，预防其他部位出现压力性损伤。

2. 处理要点

（1）提高早期识别1期压力性损伤的能力，皮肤非苍白性发红区局部的皮温升高、水肿及皮肤变硬预示着压力性损伤的发生。

（2）继续使用压力性损伤风险评估量表对患者进行压力性损伤的评估。

（3）针对压力性损伤危险因素制订个体化的治疗及预防措施。

（4）解除压迫是预防和治疗压力性损伤最主要的措施，也是治疗压力性损伤的先决条件。主要措施如下。

① 正确的体位调整：间歇性接触压力是最为有效的措施，应根据病情定时协助患者进行翻身。帮助患者翻身时，动作要轻柔，尽量避免拖、拉、拽、推等动作，以防擦伤皮肤，并应尽量避免独立搬运重症患者。

② 使用减压用具进行局部减压：应用防压力性损伤气垫床。理想的气垫床需要满足以下标准：能够尽量减少骨突部位的压力；各部位的压力可以分别调节；不影响床上身体转移活动；重量轻，价格低廉，耐用。

③ 各种体位垫的应用：受压严重的局部可使用减压枕、软枕、海绵或者自制减压球等，它们能够起到使局部压力得到缓冲减小的作用。但是应注意，不建议使用圆形气垫圈做压力性损伤减压用具，特别是水肿和肥胖者不宜使用。

④ 保持皮肤组织清洁和完整：潮湿特别是失禁是促使压力性损伤发生的因素。尤其是大小便失禁的患者，除了潮湿，还有化学刺激加重皮肤的损伤，因此不论是大小便还是流汗引起的皮肤潮湿，均应及时清洗干净。

（5）加强营养：营养不良既是导致压力性损伤发生的内因之一，又是影响压力性损伤愈合的因素。因此，护理人员和照护者需了解患者的营养状况，增加高蛋白和高热量饮食，防止患者出现贫血和低蛋白血症，补充维生素和微量元素以促进伤口愈合。

（6）1期压力性损伤伤口处理：重在保护皮肤的完整性。可选用水胶体敷料和半通透性膜敷料进行保护，避免压力性损伤向更深一步进展。

二、2 期压力性损伤

2 期压力性损伤：部分皮层缺失伴真皮层暴露。

(一) 临床表现

（1）伤口床有活性，呈粉色或红色、湿润，也可表现为完整或破损的浆液性水疱。脂肪及深部组织未暴露，无肉芽组织、腐肉和焦痂。

（2）该期损伤往往是骨盆皮肤微环境破坏和受到剪切力，以及足跟受到的剪切力导致的。

（3）该分期不能用于描述潮湿相关性皮肤损伤，比如失禁性皮炎、擦烂性皮炎、医疗黏胶相关性皮肤损伤或者创伤伤口（皮肤撕脱伤、烧伤和擦伤）。

(二) 处理

1. 处理原则

（1）在局部减压的基础上，应密切观察伤口情况。

（2）防止水疱破裂，保护伤口。

（3）预防伤口感染，促进伤口愈合。

2. 处理要点

（1）局部减压和减少摩擦至关重要。

（2）水疱的处理重在保护疱皮。

① 小水疱的处理：对于直径＜5 mm，疱内液体＜0.5 mL的水疱，应使其自行吸收，不要弄破局部小水疱，可选用半透膜敷料或水胶体敷料。

② 大水疱的处理：对于直径＞5 mm，疱内液体＞0.5 mL的水疱，仍选用半透膜或水胶体敷料，维持原有皮肤生理的状况，但应抽吸出疱内液体，保留疱皮，促进伤口的愈合。

③ 水疱已合并感染的处理：如果水疱内已经感染，则最好去除水疱壁，再进行消毒和应用抗菌敷料控制感染，但禁止使用密闭性敷料。

（3）表皮破损或真皮质部分破损的伤口处理。

伤口特点：表皮水疱破溃，疱皮部分存在或已缺失，伤口红润，真皮质伤口有黄色渗出液，渗出液量较多，感染后脓液覆盖、溃疡形成。

处理方法：去除残留在伤口上的表皮破损组织，根据伤口的渗液情况及基底情况选择适当的敷料。

（4）积极治疗原发病，促进伤口愈合。

三、3 期压力性损伤

3 期压力性损伤：全层皮肤缺失。

（一）临床表现

（1）全层皮肤缺损，溃疡面可呈现皮下脂肪组织和肉芽组织，伤口边缘会有卷边（上皮内卷）现象，腐肉和（或）焦痂可能存在。

（2）深度因解剖位置而异，皮下脂肪较多的部位可能会呈现较深的伤口。

（3）潜行和窦道也可能存在，但不暴露筋膜、肌肉、肌腱、韧带、软骨和骨头。

（4）如果腐肉或坏死组织掩盖了组织缺损的深度，则为不可分期压力性损伤。

（二）处理

1. 处理原则

（1）做好局部伤口评估和整体身体状况的评估。

（2）在做好伤口感染防控的基础上，根据伤口分类特点做好伤口床准备，促进压力性损伤的愈合。

2. 处理要点

（1）全面评估，去除危险因素，如原发疾病、营养状况、伤口部位和大小、伤口基底部的颜色、渗出液的性状、有无坏死组织及感染、伤口周围皮肤情况等。建立最佳的伤口处理方案。

（2）全身营养支持，积极治疗原发疾病。指导患者多食高蛋白、高热量和高维生素饮食。

（3）适时改变体位，对不能自主翻身的患者可建立翻身卡，保持床铺的平整、干燥和无渣屑。

四、4 期压力性损伤

4 期压力性损伤：全层皮肤和组织的缺失。

（一）临床表现

（1）全层皮肤和组织缺失，溃疡面暴露筋膜、肌肉、肌腱、韧带、软骨或骨头。通常存在潜行和窦道，甚至溃疡深及肌肉和支持系统（如筋膜、肌腱、关节囊等）而并发骨髓炎。

（2）伤口床可见腐肉或焦痂，上皮内卷，潜行和窦道经常可见。深度按解剖位置而异，如鼻子、耳朵、枕部和脚踝因为没有皮下组织，故此部位的 4 期压力性损伤很表浅；相反，脂肪肥厚的区域产生压力性损伤时往往会发展为很深的溃疡。如果腐肉或坏死组织掩盖了组织缺损的程度，则为不可分期压力性损伤。

（二）处理

1. 处理原则

评估局部伤口和整体身体状况。在做好伤口感染防控的基础上，根据伤口分类特点做好伤口床准备，促进伤口愈合。

2. 处理要点

（1）全面评估患者的全身和局部伤口情况，如原发疾病、营养状况、伤口部位和大小、伤口周围皮肤情况等。

（2）正确合理地选择敷料和更换敷料的间隔时间，建立最佳的伤口处理方案。

（3）全身营养支持，指导患者多食高蛋白、高热量和高维生素食物。

（4）积极治疗原发疾病，适时改变体位，对不能自主翻身的患者可建立翻身卡，保持床铺的平整、干燥和无渣屑。

（5）对患者及家属进行健康教育，讲解压力性损伤发生的原因、易发部位、危险因素及相应的预防措施。对卧床患者，教会家属正确的翻身方法。

（6）伤口处理。

① 清创：对焦痂（黑痂皮和黄痂皮），可以用自溶清创或锐器清创等方法。伤口有黄色腐肉和大量渗液时，可使用高吸收的敷料如藻酸盐敷料，间隔换药。

② 伤口合并感染的处理：使用银离子敷料，但不能长期使用，感染的伤口应定期采集分泌物做细菌培养及药敏试验，每周 1 次，结果及时报告医生，按检查结果用药。对合并骨髓炎的伤口，应请骨科医生会诊处理。

③ 大且深的伤口：经清创后，基底肉芽好的伤口请外科医生会诊，确定能否给予皮瓣移植修复术。

五、深部组织压力性损伤

深部组织压力性损伤：持久性非苍白性发红、褐红色或紫色变色。

（一）临床表现

完整或非完整的皮肤局部出现持久性非苍白性发红、褐红色或紫色变色，或表皮分离后出现暗红色伤口床或充血性水疱。在发生颜色改变前往往会有疼痛和温度变化。在深肤色人群中变色可能会有不同。这种损伤是由于强烈和（或）长期的压力和剪切力作用于骨骼和肌肉交界面。该期伤口可迅速发展，暴露组织缺失的实际程度，也可能溶解而不出现组织缺失。

（二）处理

1. 处理原则

此期损伤应密切观察患者的伤口变化，并且要综合考虑患者的整体情况。

2. 处理要点

全面评估：局部避免再受压，同时减少局部摩擦力，密切观察局部皮肤的颜色变化，有无水疱和焦痂形成。

伤口处理：

（1）皮肤完整者避免摩擦，如出现水疱可按2期压力性损伤处理。

（2）局部形成薄的焦痂，按焦痂伤口处理。

（3）发生较多坏死组织时，则进行伤口清创，按3、4期方法处理。

六、不可分期压力性损伤

不可分期压力性损伤：掩盖了全层皮肤和组织缺损。

（一）临床表现

腐肉或焦痂掩盖了组织损伤的程度，一旦腐肉和坏死组织被去除，患者将会呈现3期或4期压力性损伤。

（二）处理

1. 处理原则

此期损伤应综合考虑患者的全身情况，在病情允许的情况下，实施外科清创，辅以湿性敷料对症换药。对此期损伤，护理人员和照护者应密切观察患者的伤口变化，并且要综合考虑患者的整体情况。

2. 处理要点

由于伤口覆盖焦痂或坏死组织而无法界定，应先清除伤口内焦痂和坏死组织，再定分期。

伤口按 3、4 期方法处理，减轻局部压力与剪切力。

第三节　压力性损伤的预防

一、减压

（一）卧床患者定时翻身

（1）翻身间隔时间：间歇性解除压力是预防皮肤长时间受压的主要措施，临床护理中应根据患者评估的情况制订翻身的时间与翻身卡。

注：2 h 翻身时，如皮肤出现可见的充血性反应在 15 min 内能消退，则认为皮肤可以承受 2 h 的压力，如 15 min 内皮肤发红不消退，翻身时间应缩短至 1 h。

（2）体位：侧卧 30°的优点大于侧卧 90°，床头高度应避免 ＞30°，对使用枕头支撑的患者，侧卧 30°的体位能使患者避开身体骨突处部位，且每个受力点位置的压力均小于毛细血管关闭压，降低了压力性损伤的风险。30°侧卧体位有利于压力分散和血液流动。

（3）方法：将患者侧倾30°并用枕头支撑，平卧位抬高床头时不应超过30°；一般患者1~2 h翻身一次，高危患者30~60 min翻身一次。

（4）翻身顺序：右侧30°卧位→左侧30°卧位→平卧位循环进行。

（5）剪切力的发生与体位有关，特别是当抬高卧床患者床头30°时或坐轮椅患者的身体前倾时，骶尾部及坐骨结节处均产生较大的剪切力，导致局部缺血，增加压力性损伤发生的危险性。因此，临床上要尽量避免将卧床患者长时间地抬高床头30°，以减少骶尾部的剪切力。

（二）坐轮椅的患者定时变换体位

对于长期坐轮椅的患者，每隔15~30 min将身体重心变换。

（三）使用减压装置

（1）局部的减压装置在临床使用较广泛，如轮椅坐垫和手术中使用的局部减压垫，主要用于患者局部的某个或某几个骨突处的减压，常使用在枕部、肘部、骶尾部和足跟部。各种不同的局部减压装置材质也不同，常见的有泡沫和海绵减压垫。

（2）全身性减压装置主要是临床使用的气垫床和水床，包括各种柔软的静压和动压垫。多房性电动充气床垫使小房交替充气、放气，变换承受压力的部位，使每一部位的受压时间不超过几分钟。

二、皮肤护理

皮肤护理对于压力性损伤高危人群非常重要。

（1）每日定时检查全身皮肤状况，尤其是骨隆突处皮肤。

（2）患者皮肤过于干燥时，可适当给予不含香精的温和的皮肤润肤露。

（3）持久排汗，如自主神经紊乱的患者，可使用吸收性强的材料改善患者皮肤湿度，避免使用爽身粉，因为爽身粉聚集在皮肤皱襞，可引起额外的皮肤损伤。

（4）压疮保护贴：预防和护理 1 期压疮，改善局部供血和供氧，减少受压部位压力，吸收皮肤分泌物，保持皮肤正常 pH 值及适宜温度，平均留置时间为 4 d。

（5）皮肤保护剂：增强皮肤抵抗力，保护受压部位皮肤。

三、营养支持

给予平衡饮食，增加蛋白质、维生素和微量元素的摄入。

四、压力性损伤预防误区

（1）使用减压床垫就不用翻身了。虽然减压床垫能降低和分散部分压力，但只有变换体位才能使受压局部完全消除压力，减压床垫 ≠ 翻身。

（2）使用气圈预防压力性损伤。使用气圈增加局部其他点的受力，使局部血液循环受阻，阻碍汗液蒸发，刺激皮肤。

（3）按摩或勤擦洗受压的皮肤。因为按摩已经受压的皮肤更易损伤皮肤，过度清洗则会改变皮肤的 pH 值。

（4）在大小便或汗液潮湿刺激的皮肤上使用爽身粉。使用爽身粉会更刺激皮肤。

（5）只有增加蛋白质才是增加营养。满足热量需求，增加蛋白质，补充足够液体和维生素对于压疮预防都是必要的。

（6）伤口使用抗生素。使用抗生素会增加耐药菌株感染的机会。

综上所述，护理人员应增强患者及家属预防压疮的意识，强调压疮重在预防。对患者及家属进行针对性的压疮预防知识宣教，告知其皮肤检查和自我护理方法、营养支持、安置和变换体位技巧、有效运用减压设施和敷料的注意事项等。

—— 案例与思考 ——

【病例摘要】

患者，女，83岁，因"右侧肢体乏力1月余"入院，门诊拟"脑梗死"收入院，入住时神志清楚，生活可部分自理，自主体位。患者有糖尿病病史30余年，血糖控制差，目前使用30/70混合重组人胰岛素注射液（早24 U，晚10 U，餐前30 min，皮下注射），否认有药物过敏史，入院时带入导尿管。

初诊时伤口评估如图2-9所示（2016年12月26日）。

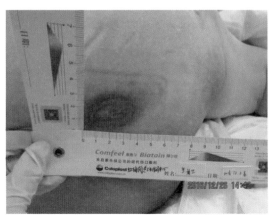

图2-9 初诊时伤口评估

伤口形成原因：患者在外院留观躺平车 1 周，未翻身，伤口面积：3.5 cm×2 cm，75％红色肉芽，25％黄色腐肉，少量渗出，无异味，疼痛评分为 1 分，周边皮肤无红肿，无硬痂，无感染迹象，有色素沉着。实验室检查：糖化血红蛋白8.2％，空腹血糖 5.5 mmol/L。

【临床诊断】

右臀部 3 期压力性损伤。

【治疗原则】

（1）有效管理渗液。

（2）促进肉芽生长和上皮爬行，以达到伤口愈合。

（3）控制血糖和饮食。

（4）加强护理，保持床单位清洁。

（5）加强翻身，局部减压，避免该部位继续受压及其他部位发生压力性损伤。

（6）改善营养，加速伤口愈合。

【护理措施】

1. 伤口评估

（1）全身评估：患者高龄，长期卧床，血糖控制不稳定。

（2）局部评估：右臀部 3.5 cm×2 cm，75％红色肉芽，25％黄色腐肉，少量渗出，无异味，疼痛评分为 1 分，周边皮肤无红肿，无硬痂，无感染迹象，有色素沉着。

2. 伤口清洗

0.9％生理盐水清洁伤口及周围皮肤。

3. 敷料选择

应用泡沫敷料外敷。使用泡沫敷料 1 个月后（见图 2-10），伤口面积 3 cm×1.5 cm，颜色为 100％红色，少量渗出，

无异味。使用泡沫敷料 2 个月后（见图 2-11），伤口面积缩小
为 1 cm×1 cm，颜色为 100% 红色，少量渗出，无异味，周边
皮肤无红肿，无硬痂，无感染迹象，有色素沉着。在使用泡沫
敷料 51 天后伤口痊愈（见图 2-12）。

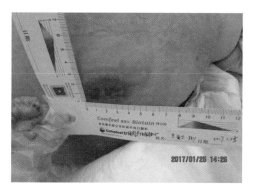

图 2-10　使用泡沫敷料 1 个月后伤口

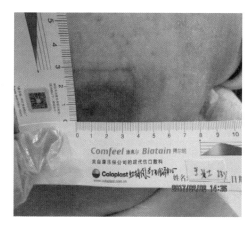

图 2-11　使用泡沫敷料 2 个月后伤口

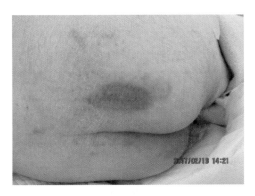

图 2-12 使用泡沫敷料 51 天后伤口

护理体会

　　(1) 随着医学新技术的发展和进步，临床上出现了很多新型敷料。新型敷料不仅可以使患者的换药频率大大减低，伤口愈合时间大大减少，还可以减轻护士的工作强度。

　　(2) 在伤口护理过程中，护理人员不仅要掌握正确的换药方式，更要密切观察患者的全身情况及伤口变化，及时调整伤口护理方案，改善伤口环境，做好相关健康宣教，促进患者的伤口愈合。

　　(3) 近年来，患者健康需求的复杂性不断提高，人们对护士的临床护理需求也趋向于更加专业化。通过伤口护理理论与实践相结合的学习，可以提高护士在临床工作中针对伤口护理的能力，将学习到的知识造福更多患者。

（斜土街道社区卫生服务中心　王　懿）

第三章

糖 尿 病 足

第一节　认识糖尿病足

一、概述

糖尿病足是常见的糖尿病慢性并发症，也是糖尿病患者致死和致残的重要原因。

近年来，流行病学调查结果显示，全球已有 1.5 亿糖尿病患者，其中 5%～15% 有不同程度的足部溃疡。我国糖尿病足患病率为 0.9%～14.5%，其中老年 2 型糖尿病患者中 50% 以上存在糖尿病足溃疡的风险，5% 以上曾患过足溃疡。每年因糖尿病足截肢的患者占非外伤性截肢患者的 50% 以上。

糖尿病足溃疡和截肢给个人、家庭和社会带来沉重的负担。在美国，糖尿病足溃疡和截肢的医疗支出等于其他糖尿病并发症费用的总和。在中国，平均每例糖尿病足患者每次住院费用达 2 万～3 万，甚至高达 20 多万。

糖尿病足溃疡平均需 6～14 周才能治愈，且复发率高。有研究表明，足溃疡 1、3、5 年复发率分别达 44%、61%、70%。

虽然糖尿病足难治，但它仍然是可以预防的。国际糖尿病中心（IDC）提出：通过对糖尿病足溃疡的预防，对糖尿病足病的早期诊断和积极管理，90% 以上的截肢是可以预防的。

二、糖尿病高危足定义

糖尿病患者未出现足溃疡但存在周围神经病变，不管是否存在足畸形、周围动脉病变、足溃疡史或截肢（趾）史。

三、糖尿病足定义

糖尿病足指糖尿病患者由于合并神经病变及各种不同程度末梢血管病变而导致下肢感染、溃疡形成和（或）深部组织的破坏。

四、糖尿病足发病原因

（一）糖尿病足的病因是多因素的

糖尿病神经病变、周围血管疾病和微循环障碍是其主要病因，可单独存在或与其他因素合并存在，其他因素如足部结构畸形、异常步态、皮肤或趾甲畸形、外伤和感染也是糖尿病足发生的重要诱因。

（二）糖尿病血管病变和神经病变是引起糖尿病足的基本原因

糖尿病患者因长期血糖、血压和血脂等控制不良，双足特别容易发生血管病变和神经病变。糖尿病血管和神经病变互相影响而引起一系列的足部疾病，如胼胝形成、皮肤损害、足部溃疡和肌肉骨骼病变，均可导致足畸形，而足畸形则可导致患者足部压力异常和关节活动受限等。因此，以上因素均可诱发糖尿病足。此外，糖尿病患者由于神经病变，往往存在足部感觉的缺失或减低，易受外伤，一旦发生外伤，则可能迅速导致溃疡、感染和坏疽，严重者可能导致截趾或截肢。

(三) 全球糖尿病足难题

(1) 全球糖尿病患病人数增加。

(2) 糖尿病患者人均寿命延长以致糖尿病病程也延长。

(3) 老龄化人口增加。

五、糖尿病足的临床表现

(一) 神经病变表现

患肢皮肤干而无汗，肢端刺痛、灼痛、麻木、感觉减退或缺失，呈袜套样改变，行走时有脚踩棉絮感。

(二) 下肢缺血表现

患者皮肤营养不良，肌肉萎缩，皮肤干燥弹性差，皮温下降，色素沉着，肢端动脉搏动减弱或消失，可合并下肢间歇性跛行症状。随着病变进展，患者可出现静息痛，趾端出现坏疽，足跟或跖趾关节受压部位出现溃疡，部分患者可致肢体感染。

六、糖尿病足相关检查

(一) 触摸动脉搏动情况

当患者发生糖尿病足伤口时，医务人员可以通过触诊足背动脉、胫后动脉或腘动脉搏动来了解足部大血管病变情况，了解糖尿病足发生的原因，预测伤口的预后。

足背动脉位于踝关节前方，行于姆长伸肌腱和趾长伸肌腱之间，位置表浅，其搏动易于触摸。

胫后动脉为腘动脉的直接延续，它在腘肌下缘分出后，向下行于小腿屈肌浅、深两层之间，经内踝后方，通过屈肌支持带深面转入足底，分为足底内侧动脉和足底外侧动脉两个终支。

腘动脉的位置较深，邻贴股骨腘面及膝关节囊后部。沿半腱肌外缘向外斜行，至股骨髁间窝水平居膝后中部，而后垂直向下达腘肌下缘，分胫前动脉和胫后动脉。

下肢动脉搏动可分为正常、减弱、可疑和消失。正常人动脉搏动强而有力，节律正常。如果患者下肢动脉搏动明显减弱或消失，则发生足部病变的可能性较大，需及时去医院就诊，以便找出病变原因。若患者已经发生糖尿病足，其伤口的愈合速度将受到明显影响。

（二）10g 尼龙丝触觉检查

测试时尼龙丝应垂直于测试的皮肤，施压力使尼龙丝弯曲约 1 cm，询问患者是否有感觉。测定时应避免胼胝，但应包括容易发生溃疡的部位；测试的部位是第 1、3、5 趾腹及跖趾关节、足底中段两点、足跟和足背。如测定 10 个点，患者仅感觉到 8 个点或不足 8 个点，则视为阳性。

糖尿病足的相关检查还有血管超声或造影、检查足部有无畸形、足部溃疡有无明显的骨外露、X 线检查等。

七、糖尿病足的分级

不同系统使用不同的方法对伤口进行分类，相似之处是每种系统都涉及溃疡的深度、是否缺血和感染等。无论使用哪种系统，都要注意的是团队成员必须使用同一种分类系统。

临床上最常用的分类系统是 Wagner 糖尿病足溃疡分级分类系统。

0 级：有发生足溃疡的危险因素，目前无溃疡。皮肤完整，常表现为肢端供血不足，双足麻、凉、疼及皮肤苍白、感觉迟钝或丧失，兼有足趾畸形等高危足表现。

1级：浅表皮肤或皮下组织溃疡。

2级：溃疡累及肌腱、骨骼或关节囊。

3级：深度溃疡，存在骨髓炎或脓肿。

4级：部分足坏疽。

5级：全足坏疽。

第二节　糖尿病足的预防

一、监测血糖

将血糖控制在正常范围内是防治糖尿病血管、神经病变发生发展的基础。在控制血糖过程中，要严格按医嘱调整降糖药，密切监测血糖，以防出现低血糖反应。

二、警惕/规避糖尿病患者发生足溃疡的危险因素

（1）穿不合适的鞋，足的卫生保健差。

（2）足溃疡既往史。

（3）神经病变的症状，如足的麻木，感觉、触觉、痛觉减退或消失等。

（4）缺血性血管病变，如静息痛和间歇性跛行等。

（5）神经病变的体征，如足部皮肤不出汗、肌肉萎缩和压力点的皮肤增厚等。

（6）周围血管病变的体征，如足部发凉和足背动脉搏动减弱或消失等。

（7）糖尿病的其他慢性并发症，如肾功能衰竭和视网膜病变等。

（8）存在严重的足畸形或关节活动受限。

（9）个人的因素，如社会经济条件差、老年或独自生活、拒绝治疗、吸烟、酗酒等。

（10）糖尿病诊断延误。

糖尿病足危险程度评分表如表 3-1 所示。

表 3-1　Gavin 糖尿病足危险因素加权值积分表（危险程度评分表）

危 险 因 素	加权值
血管病变	1 分
足结构畸形	2 分
保护性感觉缺失	3 分
心脏疾病和（或）吸烟	1 分
糖尿病病史≥10 年	2 分
糖尿病神经病变或视网膜病变	1 分
以前有足溃疡或截趾史	3 分

低度危险：1～3 分（随访频率：1 次/6 个月）；中度危险：4～8 分（随访频率：1 次/3 个月）；高度危险：9～13 分（随访频率：1 次/1～3 个月）。若是"高度危险"患者，须找专业的医护人员，接受个性化的指导和健康教育；若有异常，应及时就医

三、对非溃疡病变的治疗

对糖尿病足肢端缺血、微循环障碍的病理改变，改变足部和下肢的血液循环是贯穿糖尿病足预防和治疗的重要一环，可单独或综合使用扩张血管、抗血小板和降低血液黏度的药物；对糖尿病足神经病变的病理改变，可选择神经营养药，如维生

素 B_1、维生素 B_6、维生素 B_{12} 及阿米替林等，营养神经，促进损伤的神经修复，缓解神经疼痛。

四、对溃疡病变的治疗

糖尿病足依据病因学可分为 3 类，即血管病变、神经病变和血管神经混合性病变导致的足溃疡。在血管病变类型中，糖尿病合并大血管或微血管病变导致局部供血不足是足部溃疡的成因。因此在诊疗路径上，应首先通过体检及辅助检查明确血管病变的类型，在相应的治疗方案中，应首先重建大血管通路以及微循环功能，同时伤口以姑息治疗为主；待这一阶段治疗结束后，通过评估确认局部已恢复基本血液供应，然后再实施积极的伤口外科处理。糖尿病神经病变可导致局部运动和感觉神经障碍，患者因痛觉减低或缺如导致对足部保护性反射的丧失，长期后果是足畸形和局部压力性溃疡。因此治疗上以减压为核心，治疗方案的重点是利用减压器具和去除胼胝，必要时施行足踝外科手术以纠正畸形。混合性病变则须兼顾两者。在糖尿病足溃疡诊疗路径中，相关诊疗方案均应着重体现对血供缺乏和局部过度受压两个核心病因学的应答。

第三节　糖尿病足的基本治疗

一、代谢控制

治疗以良好的血糖控制为前提。考虑足溃疡患者病情，大多数情况下应选择胰岛素治疗，同时针对水肿和营养不良进行治疗。

二、疼痛治疗

类似糖尿病神经痛治疗，必要时使用止痛药。

三、对症治疗

对于血管病变严重者，在清创、引流、抗炎等治疗的基础上，应考虑血管重建术。血管重建术包括血管内支架植入、血管成形及血管搭桥术等，可缓解血管堵塞，降低肢端坏疽导致截肢的概率；任何伴有神经病变的患者都需要控制血糖，防止血糖的大幅度波动，其中部分酮症酸中毒患者血糖大幅度的波动容易引起神经疼痛，主要是由于血管内外渗透压在短时间内大幅度改变。到目前为止，并没有某个药物可以完全改善神经病变，也没有特效药，所以只要该药物能够对症治疗，改善症状，便可使用。

四、抗感染

感染是糖尿病足的主要威胁。糖尿病性缺血的肢体一旦遭受感染，常致病情发展迅速，严重者可引起广泛的坏疽，甚至截肢。因此，有效的抗感染治疗是阻止糖尿病足病情发展的关键。

五、局部处理

（一）清创

目的是清除坏死组织、溃疡周围的胼胝。用锐器或者手术的方法清创在大多数情况下是很好的选择。但机械性、自动溶解、蛆虫清创对于某些伤口也是合适的。

（二）减压治疗

减轻负重足部的压力对足底溃疡的愈合十分重要，对敷料、鞋袜、行走时造成的压力导致的溃疡的愈合也很重要。

（三）敷料选择

要保证湿性修复环境和渗出液的吸收。要根据溃疡的面积、深度和性质（干性伤口、渗出多的伤口和红肿的伤口）来选择敷料。不推荐局部使用抗生素敷料治疗非感染伤口。

第四节　糖尿病患者的居家护理

一、足浴的注意事项

（一）坚持每天用温水洗脚

温度应在 37℃ 左右（不超过 40℃），泡脚时间不超过 15 min，并适当进行按摩，以促进足部血液循环。洗脚前用水温计测量水的温度（如无水温计，用手腕内侧或请家人代试水温，水温以无烫感为宜），避免烫伤。

（二）以下情况禁忌泡脚

足部皮肤破损；有冠心病、心功能不全、脑卒中病史；伴静脉曲张；神经、缺血性病变同时存在；有足癣；胼胝变黑色（胼胝下出血）。

（三）洗脚后处理

双脚洗净后用柔软、吸水、浅色毛巾擦干，请家人或自己用镜子检查足底和趾缝，看看有没有破皮、水疱、足癣、胼胝或鸡眼；检查趾甲有无甲癣或嵌甲等。

二、鞋袜的选择

（1）买鞋时，应选择下午买；两只脚同时试穿，需穿着袜子试鞋，穿鞋时动作要慢。

（2）选择大小合适、平底、圆头、防滑和透气的鞋。避免穿小鞋、硬底鞋和高跟鞋。鞋底不宜太薄，鞋子内部应较足本身长 1～2 cm（鞋后帮可伸入一小指为宜），内部宽度应与足最宽处（跖趾关节部位）宽度相等，高度应考虑给足趾充分的空间。

（3）对于新鞋，第一天只穿 1 h，然后仔细检查双脚，若无不适，逐日延长穿鞋时间。

（4）尽量选择棉质浅色袜，袜边不要太紧。每天更换袜子，必要时可选五趾袜。

三、趾甲的修剪

修剪趾甲时，平剪成"一"字即可，不要斜剪，趾甲的两侧缘不可修剪过深，剪后需要磨平。不可去修脚店修剪，趾甲畸形的患者应去糖尿病足专病门诊处理。

四、局部皮肤的润滑

若皮肤干燥，患者应该使用润滑剂或护肤软膏，但不能用在脚趾之间。

五、禁忌使用的物品

天气冷时，不能烤火、使用热水袋、暖脚壶或电热毯取暖，以防烫伤，可用厚袜及毛毯保温，或使用空调。若脚上长了鸡眼、胼胝或跖疣，千万不要自己处理，或使用化学物质如鸡眼膏，一定要去医院找医生进行处理。

六、适宜的运动

（1）规律运动。卧床患者可于床上"蹬自行车"以改善循环，防止肌肉萎缩。

（2）足部局部按摩每日早、中、晚各 1 次，每次 10 min，动作轻柔，应从下往上按摩，以改善足部微循环。

七、注意事项

（1）足部真菌感染的患者出现趾缝间皮肤变白、破损，有痒感，有灰趾甲时，需要在皮肤科医生指导下使用抗真菌药物治疗。鞋袜清洗后在阳光下暴晒。

（2）出现以下情况，患者应及时就医：有小伤口或水疱，尤其合并感染或经久不愈合时；当下肢出现麻木、刺痛、感觉消失时；当脚感发凉、足趾变色、疼痛等。当有胼胝和鸡眼时，患者不能自行处理或去非正式医疗机构处理，必须到正规医院治疗。

（3）应戒烟限酒。

—— 案例与思考 ——

【病例摘要】

患者，女，56 岁，因右小趾疼痛，居家贴活血止痛膏 3 天后出现贴膏药处化脓来院就诊，患者有糖尿病史 10 年，血糖控制不佳。医生以"2 型糖尿病、高血糖、糖尿病足伴感染"收入院。入院后予以控制血糖、控制炎症及进行伤口护理等。在住院治疗期间，医生在糖尿病足部感染难以控制及难愈合的情况下，建议患者行下肢截肢术。但患者因对肢体残缺的恐惧心理拒绝截肢，出院至伤口护理门诊就诊。

【护理评估】

（1）全身评估：该患者有 2 型糖尿病史 10 年，血糖一直控制不佳，呈高血糖状态。该患者足背动脉搏动和胫后动脉搏动强度中等，感觉功能差，自我护理能力缺乏。

（2）局部评估：伤口位于足背部近小趾端，面积为 4.7 cm×4.0 cm，100％黄色腐肉，肌腱外露，少量渗液，无异味；创周皮肤发红、肿胀、色素沉着，疼痛评分为 1 分。Wagner 分级法评分为 3 级（见图 3 - 1）。

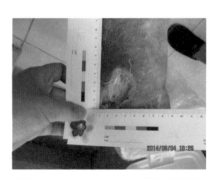

图 3 - 1　伤口的 Wagner 分级法评估

【护理措施】

（1）伤口护理目标：控制炎症，保护肌腱，自溶性清创，去除坏死组织，促进肉芽组织生长及上皮移行。

（2）伤口清洗液：生理盐水。

（3）敷料选择：水凝胶、亲水性纤维含银敷料、藻酸盐敷料、脂质水胶体和纱布等，不同愈合阶段选择不同的敷料。

（4）伤口处理：使用生理盐水冲洗伤口，去除伤口坏死组织，水凝胶保护肌腱，覆盖亲水性纤维含银敷料后用纱布包扎。2～3天换药一次，方法相同。

10天后（见图3-2），伤口情况好转，足部肿胀消失，伤口面积为4.5cm×3.2cm，75％红色肉芽、25％黄色腐肉，中等渗液，无异味；继续使用水凝胶和藻酸盐敷料。

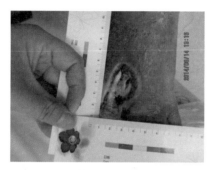

图3-2　护理10天后伤口情况

6周后（见图3-3），伤口面积缩小为3cm×2cm，75％红色肉芽、25％黄色腐肉，中等渗液，小趾挛缩，小趾关节与足部衔接处晃动明显，骨外露。建议骨科就诊。

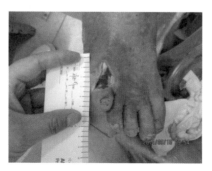

图3-3　护理6周后伤口情况

15 周后，患者截趾（见图 3-4）：二期缝合伤口，足部肿胀明显，少量渗液，无异味，保持引流通畅。

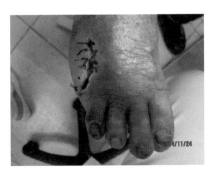

图 3-4　护理 15 周截趾后伤口情况

19 周后（见图 3-5），伤口完全愈合。

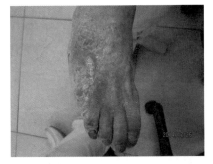

图 3-5　护理 19 周后伤口愈合情况

护理体会

　　糖尿病足是糖尿病的主要并发症之一，在伤口的护理中不能忽视血糖的控制，尤其注重全身情况的治疗。在整个案例护理过程中，医护通过抗感染、控制血糖、湿性愈合等为伤口制定最佳的护理方案，联合病因学治疗，最终促进伤口的愈合，由最初的截肢调整为截趾，减轻了患者的痛苦，提高了生活质量。

（大华医院　曾满琴）

第四章

下 肢 血 管 性 溃 疡

下肢静脉系统、动脉系统和淋巴系统功能紊乱都会导致慢性损伤，称之为血管性溃疡。无论是哪一种原因引起的溃疡，都存在病程长、费用高、难治愈、易复发的特点，伤口带来的疼痛、异味和行动障碍都会严重影响患者的日常生活质量。以静脉性溃疡为例，美国每年治疗下肢静脉性溃疡的费用估计为10亿美元，每例平均花费超过 40 000 美元；女性比男性更易得溃疡；老年人静脉性溃疡的发生率更高。在英格兰，下肢静脉性疾病合并下肢溃疡的发生率大约为 49%，其复发率更是高达 57%～97%。因此，认识并学会预防下肢血管性溃疡显得尤为重要。

第一节　静脉曲张性溃疡

一、静脉曲张性溃疡的定义

下肢静脉曲张性溃疡由慢性静脉功能不全导致活动性静脉高压引起。持续或慢性静脉功能不全引起下肢大小血管变化，最终导致溃疡。下肢静脉曲张性溃疡是一种临床常见疾病，占所有腿部溃疡的 70%～90%，俗称"老烂脚"。下肢静脉性溃疡的患病率随着年龄的增长而升高，因此常成为老龄化社会的主要问题。

二、静脉管路的解剖结构

静脉壁由 3 层组成：最内层的内皮、中间的肌层和最外层的纤维外膜。深静脉的肌层较之浅表静脉的弱，因为其常为被动发挥作用；与同样大小的动脉相比，静脉管壁更薄，直径更大。

静脉有杯形瓣膜系统，能保证血液单向流向心脏。

静脉溃疡多发于人体下肢。下肢的静脉包括 3 个类型：浅静脉、穿通支静脉和深静脉。浅静脉位于皮下浅部，通过穿通支静脉引流入深静脉；穿通支静脉连接浅静脉和深静脉；深静脉接受来自穿通支静脉的血液，引流入心脏。

三、静脉曲张性溃疡的临床表现

导致静脉功能不全形成的最常见原因是瓣膜受损，当血块扰乱瓣膜功能或静脉高压时会导致瓣膜无法完全闭合。除此之外，腓肠肌功能不全也会导致静脉回流受阻，血液淤积。

静脉性溃疡发生的典型位置：从踝部到腓肠肌中部均可发生，多发生在踝关节以上的踝内侧。

四、静脉曲张性溃疡的症状和体征

（1）下肢水肿：通常是静脉性疾病首先出现的标志之一，如图 4-1（a）所示。患者下肢常可见屈曲隆起如蚯蚓的静脉团块，如图 4-1（b）所示。

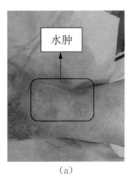
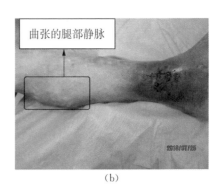

水肿

曲张的腿部静脉

（a）　　　　　　　　　　　　　　　　（b）

（2）色素沉着：血管通透性增加，红细胞漏入周围组织，含铁血黄素沉积导致踝上皮肤出现棕色色斑，如图 4-1（c）、（d）所示。

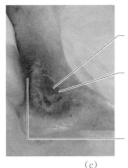
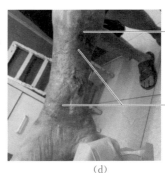

牛肉红的肉芽组织，创面湿润

不规则边缘

含铁血黄素沉着

含铁血黄素色素沉着

湿疹

（c）　　　　　　　　　　　　　（d）

图 4-1　静脉曲张性溃疡的症状

（3）踝部溃疡：形状边缘多不规则，较浅表，基底部被牛肉红的肉芽组织覆盖，或被黄色膜或灰白色坏死组织覆盖，渗液多为中量或大量，如图 4-1（c）、（d）所示。肢体疼痛多为钝痛，部分患者剧痛。腿部可能有沉重感，抬高腿部可缓解。

（4）皮肤纤维化：纤维蛋白堆积导致皮肤和皮下脂肪变厚

而纤维化，又称为脂性硬皮病，皮肤最终会发亮和紧绷。

（5）湿疹：湿疹（静脉皮炎）常见，特别多见于反复溃疡的患者。瘢痕组织和水肿组织非常脆弱，大面积溃疡渗出液或用药会刺激皮肤，使湿疹恶化，如图 4-1（d）所示。

（6）毛细血管扩张：皮肤表皮下的浅静脉曲张，形成网状外观。

五、静脉曲张性溃疡的辅助检查

（1）大隐静脉瓣膜功能试验（Trendelenburg 试验）和深静脉通畅试验（Perthes 试验）：可提示瓣膜功能不全和深静脉不通畅。

（2）彩色多普勒超声：可以了解血管壁、管腔、瓣膜及血流方向、性质和速度等，能够准确判断深静脉是否通畅和深静脉瓣膜功能状况，也能准确判断有无动脉血供受损。

（3）踝肱指数（ankle brachial index，ABI）：即踝部血压与肱动脉血压的比值，可反映下肢血压与血管状态。参考值为 0.8～1.2，ABI 值小于 0.8 可认为动脉血供受损；ABI 数值为 0.5～0.8，建议谨慎使用压力治疗；ABI 数值小于 0.5 或大于 1.2，禁止使用压力治疗。

（4）静脉造影：有顺行性和逆行性两种方法，可了解深静脉是否通畅，是否存在反流、浅静脉病变情况、交通支和穿通支开放情况等。

（5）其他：如下肢活动静脉压测定和光电容积描记等。

六、静脉曲张性溃疡的治疗

（1）治疗目标：控制水肿，控制血管疾病的发展，提供合适的伤口护理。

（2）伤口护理。

① 使用功能性敷料和包扎疗法来促进湿润的伤口愈合、肉芽组织生长以及表皮细胞再生。更换敷料时，尽量选用对肉芽组织无刺激的生理盐水作为清洗液。如伤口有黄色腐肉或黑色坏死组织，建议采取水凝胶或水胶体自溶性清创结合器械清创的联合清创方法。对于干燥和有鳞屑的下肢皮肤，可使用润肤剂。避免在下肢静脉性溃疡的皮肤上使用黏合剂，以免损伤脆弱的皮肤。

② 对 4 周内无法愈合的静脉性溃疡可考虑使用人工皮肤。

③ 抬高患肢，减轻局部静脉淤血和水肿，减少渗出，提高患者舒适度。

④ 压力治疗是下肢静脉性溃疡治疗的首选，凡是 ABI 指数在正常范围内的患者均推荐使用压力绷带或穿弹力袜，可有效减轻组织水肿，促进伤口愈合。弹力绷带缠绕必须平整无皱褶，尤其在关节部位。缠绕的松紧程度要适当，包扎时应从肢体远端（如足背）开始，逐渐向上缠绕。

注意事项：使用弹力绷带期间应注意肢端皮肤的色泽和患肢肿胀情况，以观察其效果。应用绷带时应均衡地施压在伤口部位。要用中性洗涤剂在温水中水洗绷带，不要拧干，用手挤或用干毛巾吸除多余的水分，于阴凉处晾干，勿置于阳光下或人工热源下晾晒或烘烤。

患者痊愈后也应长期使用弹力绷带或弹力袜。包扎弹力绷带或穿弹力袜应在每日起床前进行，晚上睡觉时去除。若患者已起床，则应让患者重新卧床，抬高肢体 10 min，使静脉血排空，然后再包扎或穿弹力袜。

七、静脉性溃疡的居家护理

（1）压力治疗是保守性治疗静脉高压的最佳方法，可以防止静脉性溃疡复发及减轻淋巴水肿，需要长期坚持。

（2）保护下肢皮肤，避免皮肤破损。每日洗脚时注意检查下肢皮肤的完整性，一旦发生下肢皮肤破损，要尽早到专业医疗机构进行干预。

（3）避免久坐或久站，经常进行腓肠肌收缩运动，以促进静脉回流。经常做踮脚尖的动作，每次保持 $2\sim3\,s$，重复 $2\sim3$ 次。

（4）保持正常体重，避免因超重使腿部静脉负担增加。建议多吃低脂和高纤维食物，并加强维生素 C 和维生素 E 的补充。拎重物不宜超过 $10\,kg$，以免加重静脉负担。

（5）每日按摩小腿 $10\sim15\,min$，可以减轻下肢肌肉的酸疼，促进局部血液循环。

（6）静脉溃疡患者多伴有皮肤干燥、瘙痒或湿疹等表现，可每日早晚涂抹皮肤润肤乳等，以促进代谢，增加皮肤营养。

（7）戒烟限酒。

第二节　动脉性溃疡

一、动脉性溃疡的定义

动脉性溃疡也称缺血性溃疡，是由动脉供血不足、组织缺血而引起的。导致动脉缺血的原因有动脉狭窄、动脉堵塞（如血栓形成、动脉粥样硬化、脉管炎或雷诺现象），动脉性溃疡多发生于趾尖，动脉粥样硬化是动脉性溃疡最常见的病因。

二、动脉管路的解剖结构

动脉从心脏运送血液至全身的每一个功能细胞。人体下部通过腹主动脉和腹主动脉的主要分支来获得动脉血。与静脉管壁一样，动脉管壁也分为 3 层：内膜、中膜、外膜。动脉溃疡多发生于人体下肢。

三、动脉性溃疡的临床表现

动脉性溃疡的常见部位：趾尖、趾甲床边缘、骨性突出表面和足趾间。

伤口多为灰色或灰白色，通常有坏死组织，伤口床较干燥，渗液少，伤口边缘清晰，形状较规则，多为圆形或椭圆形。触诊时，伤口周围皮肤温度较正常皮温低，趾甲薄而呈灰黄色或白色（也可能因真菌感染而致趾甲变厚）。患者可表现为间歇性跛行（动脉远端狭窄引起疼痛所致，运动后加剧，休息后减轻），静息痛（患者入睡后疼痛，常发生于足部，足部下垂可缓解），动脉搏动减弱或消失，伤口痛感明显，夜间尤甚。

四、动脉性溃疡的检查与治疗

（1）彩色多普勒超声：可显示动脉的形态、直径和血流速度等。

（2）动脉造影：为有创的检查手段，可明确动脉阻塞的部位、程度、范围及侧支循环的建立情况。

（3）踝肱指数（ABI）：反映下肢血压与血管状态，参考值为 0.8～1.2。ABI 值＜0.8，可认为动脉血供受损；ABI 值＜0.5，为严重缺血。

（4）测定跛行的距离和跛行的时间：可了解动脉血供情况。

（5）其他：血糖和血脂的检测，血脂增高或高密度脂蛋白降低常提示动脉粥样硬化。

五、动脉性溃疡的伤口处理

（1）治疗目标：重建动脉血流，减轻或消除疼痛，提供合适的伤口护理。

（2）伤口护理。

① 以手术治疗为主，用动脉旁路术来重建动脉血管，对动脉狭窄者使用血管成形术或放置支架，增加血流。血管新生技术是近年来医学研究的热门课题，使用干细胞移植术治疗缺血性下肢血管病成为一种崭新的治疗方法。

② 保持伤口干燥，防止受压，患肢注意保暖。

③ 遵医嘱使用消毒剂或抗生素，在足趾间使用小纱垫，防止动脉性溃疡浸渍。如伤口合并感染，则选用局部抗炎敷料。

④ 足部下垂，提高患者舒适度。

六、动脉性溃疡的居家护理

（1）避免主动及被动吸烟（二手烟），吸烟会导致毛细血管及微动脉收缩，加重下肢缺血，延迟伤口愈合。

（2）穿着宽松和吸汗的鞋袜，注意保护足部，避免足部受压或损伤。

（3）注意足部保暖，避免双足浸冷水。热水泡脚时水温应低于 40℃，避免烫伤。冬天足部感觉凉时不建议使用热水袋，避免低温烫伤，可通过提高环境温度的方法进行保暖。

（4）学会做 Buerger 运动，即抬腿、下垂、平放，再抬腿，如此反复 5 次为一组，每日活动 3～5 组。

（5）每天检查双足，若有新溃疡，应及时就诊。

第三节　淋巴性溃疡

一、淋巴性溃疡的定义

有淋巴水肿的患者在皮肤受到损伤时可形成淋巴性溃疡。导致淋巴性溃疡的原因常见以下 3 种。①毛细血管受压：患有淋巴水肿区域的皮肤和皮下组织随时间推移而变得紧绷和纤维化，变厚的组织施压于毛细血管，阻碍血流，使得该区域出现破溃。因循环系统功能变弱，此类溃疡相当难治。②大块膨胀导致皮肤皱襞：皮肤皱襞滞留水分，导致组织浸渍和溃疡形成。③外伤或受压：淋巴水肿区域受压或外伤，经常导致溃疡。

淋巴性溃疡多发生于踝部，但任何患淋巴水肿的区域受外伤后都有可能发展成淋巴性溃疡。

二、淋巴管路的解剖结构

淋巴系统是一种从身体组织和血管间引流淋巴液（富含蛋

白质的液体，类似于血浆）后回流至静脉系统的管路系统。

淋巴系统通过外围的淋巴毛细管收集液体，淋巴液在淋巴管道循环流动时，通过淋巴结进行过滤。淋巴液从淋巴毛细管集中流向管壁薄的毛细血管。这些淋巴管沿途收集废物，最后注入锁骨下静脉。

三、淋巴性溃疡的临床表现

当淋巴系统出现梗阻时，淋巴液在组织间隙内堆积，导致淋巴水肿。腿部组织液慢慢渗漏至组织间隙，形成巨大水肿（见图 4 - 2）。

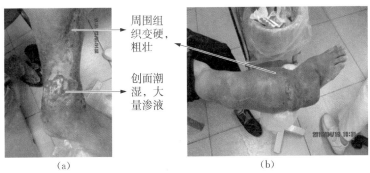

周围组织变硬，粗壮

创面潮湿，大量渗液

(a)　　　　　　　　　(b)

图 4 - 2　淋巴性溃疡的临床表现

淋巴性溃疡通常表浅，伴有渗液、潮湿和水疱。周围皮肤因水肿变得紧绷、纤维化和变厚，也可能会发生蜂窝织炎（组织炎症）和干燥性疣斑。

四、淋巴性溃疡的处理

（1）治疗目标：减轻水肿，防止感染，提供适当的伤口护理。

（2）伤口护理。

① 根据伤口渗液情况选择能吸收大量渗液的功能性敷料（如泡沫敷料或其他吸收能力强的敷料），保护伤口及伤口周围皮肤。

② 使用专业按摩手法（淋巴治疗师）促进淋巴回流，减轻水肿。综合消肿治疗（complex decongestive therapy，CDT）是目前最被认可的保守治疗方法，开展量大，疗效确切。CDT 治疗主要包括 4 个模块：皮肤护理、手法淋巴引流、多层弹性压力绷带包扎和功能锻炼。

③ 配合必要的物理康复治疗及药物治疗。

五、淋巴性溃疡的居家护理

（1）如有溃疡伤口或皮肤破损，应尽早至专业机构进行干预。

（2）居家期间应避免穿过紧的衣物。

（3）下肢避免静态和下垂的姿势摆放，避免坐时跷二郎腿。

（4）监测饮食，维持理想体重，减少钠盐摄入。

（5）避免热的环境或局部使用热疗。

（6）避免患肢从事激烈和重复性的活动，避免携带重物。

—— 案例与思考 ——

【病例摘要】

患者，男，89 岁，因"右小腿内踝上方皮肤破损 2 月余"来院就诊。患者因髋部、下肢关节骨质增生致全身僵硬，被动体位，活动受限，由轮椅推入诊室。外院及居家自行换药，效果不佳。患者有静脉曲张史 10 余年，血管 B 超显示右下肢大隐静脉曲张，股动脉部分钙化。ABI 指数为 0.88。既往史：患者于 15 年前发现高血压，目前血压控制在收缩压 140～150 mmHg，舒张压 90～100 mmHg。7 年前患脑梗死，右侧肢体活动障碍，肌力减退。否认糖尿病史。目前口服降压药、银杏叶片、"脑心通胶囊"和"迈之灵片"等药物。无吸烟和饮酒等不良嗜好。家庭经济状况一般。

初诊时伤口位于右小腿内踝上方，全皮层损伤，伤口大小为 4.5 cm×4.5 cm，50% 黄色腐肉，50% 红色肉芽，伤口大量渗液，呈浆液性，无明显恶臭。周围皮肤水肿，色素沉着。疼痛评分为 3 分。血管 B 超显示右下肢大隐静脉曲张，股动脉部分钙化。实验室检查：白蛋白 30g/L，白细胞计数 $9.8×10^9/L$。

【临床诊断】

下肢静脉曲张性溃疡。

【治疗原则】

(1) 选择合适的清创方法清除伤口坏死组织。

(2) 做好渗液管理，防止伤口浸渍。

(3) ABI 指数为 0.88，符合压力治疗指征，给予压力治疗，控制下肢水肿，促进伤口愈合。

(4) 改善营养，加速伤口愈合。

【护理措施】

(1) 伤口评估。

① 全身情况评估：患者高龄，长期卧床，被动体位，营养状况较差，下肢静脉曲张，动脉部分钙化，家属知识缺乏，都是影响本案伤口愈合的因素。

② 局部评估：右小腿内踝上方伤口大小为 4.5 cm×4.5 cm，

50％黄色腐肉，50％红色肉芽，伤口大量渗液，呈浆液性，无明显恶臭。周围皮肤水肿，色素沉着。疼痛评分为3分。

（2）伤口清洗：用聚维酮碘消毒伤口周围皮肤，无菌生理盐水清洗伤口。

（3）伤口清创：锐器清创与自溶性清创相结合。换药时使用蚊式钳对伤口进行搔刮，去除游离在伤口表面的坏死组织，至基底部少许出血，使用功能性敷料自溶性清创，促进伤口愈合。

（4）敷料选择和应用：内层敷料使用银离子藻酸盐敷料，外层敷料选择吸收渗液能力较强的泡沫敷料。

（5）压力治疗：考虑到患者的经济承受能力，选用简易绷带压力治疗，即第一层使用纱布绷带缠绕，第二层使用一次性自黏性绷带八字法或螺旋形向上缠绕至腘窝下两横指。

【伤口处理效果】

处理前，伤口有黄色坏死、腐肉和大量渗液，治疗效果不佳（见图4-3）。清洁伤口后，一级敷料使用银离子敷料，二级敷料选择泡沫敷料，外层简易弹力绷带包扎。两周后，伤口面积缩小，水肿明显消退（见图4-4），20天后伤口进一步缩小（见图4-5），34天后伤口完全愈合（见图4-6）。

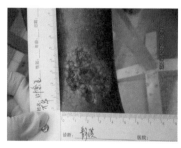

2015. 12. 1　4. 5 cm×4. 5 cm
图4-3　护理前伤口情况

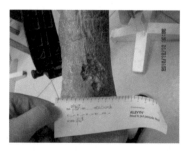

2015. 12. 16　4. 0 cm×3. 0 cm
图4-4　伤口护理2周后情况

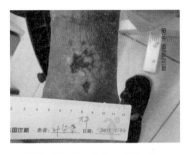

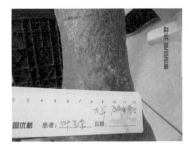

2015. 12. 22　3. 5 cm×2. 5 cm

2016. 1. 5　伤口愈合

图 4-5　护理 20 天后伤口情况

图 4-6　护理 30 天后伤口情况

护理体会

　　静脉溃疡主要由静脉内高压所致的局部组织营养交换障碍引起，一旦发生，经久不愈。促进溃疡愈合，要从病因下手，从根本上纠正导致溃疡发生的不利因素，并选择合适的伤口处理方法，才能取得良好的效果。

　　本案中患者 ABI 指数为 0.88，在压力治疗使用范围内，与家属充分沟通后，家属及患者愿意接受压力治疗。换药方案方面，做好渗液管理，降低伤口表面细菌负荷，采用银离子敷料配合泡沫敷料，外加弹力绷带治疗。多学科合作，外科医生开具口服药物改善血管状态。

（大华医院　曾　洁）

第五章

肿瘤伤口

第一节　认识肿瘤伤口

一、肿瘤伤口的概念

肿瘤伤口又称癌性伤口，是指上皮组织的完整性被癌细胞破坏而形成的伤口，当恶性肿瘤浸润上皮细胞及周围的纤维组织和淋巴细胞时，造成皮肤溃疡，形似花椰菜外表，若持续发展，则导致组织坏死。

肿瘤伤口可以来源于局部皮肤，即癌细胞浸润皮肤所造成，也可以从远处转移而来。不同癌症形成的伤口部位也有所差异，一般会对应其癌症发生的位置（见表5-1）。该伤口病灶会迅速产生蕈状组织或发生溃疡，导致伤口凹陷，进而形成腔洞或瘘管，出现臭味。据统计，女性肿瘤伤口多发于乳腺癌患者，男性多发于肺癌患者。

表5-1　不同原发恶性肿瘤所对应的好发部位

恶性肿瘤种类	伤口好发部位
口腔癌	面部
乳腺癌或肺癌	头颈或前胸
胃肠道恶性肿瘤	腹部
泌尿生殖系统恶性肿瘤	下腹部或生殖器

二、肿瘤伤口的临床表现及特征

(一) 临床表现

肿瘤伤口的初始表现为不易愈合，其后逐渐产生坚硬的真皮或皮下肿块，并与其下面的组织紧密相连，病灶处最后浸润供应表皮的血管和淋巴管，并产生界限明显的凹陷，如图5-1(a)、(b) 所示。常见损害中，一种是恶性肿瘤浸润上皮形成的突出结节状的真菌性损害，另一种是恶性肿瘤浸润皮肤形成的凹陷或溃疡性损害，如图5-1 (c) 所示。

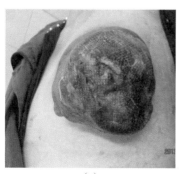
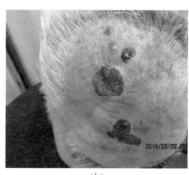

(a)　　　　　　　　　　　　　　(b)

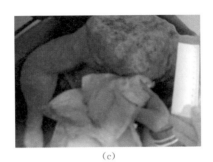

（c）

图 5-1　肿瘤伤口

当有愈合不良的伤口出现时，如要确定是否为肿瘤伤口，需对病灶组织做病理学检查才能确诊。切片检查的结果可正确地判断病灶的病理性质，此后再寻找原发癌的部位。

（二）肿瘤伤口的特征

肿瘤伤口具有易出血、易感染、渗出多、有特殊的臭味、疼痛、周围皮肤受损等特征。

（1）易出血：出血是肿瘤伤口常见问题，有时在更换患者的敷料时就会发生，若持续大量出血，则可能威胁患者的生命。出血发生的主要原因有癌细胞浸润血管壁或癌症导致血小板减少或功能低下；癌细胞不断生长且增加新血管床，造成组织受压，增加组织脆性，导致出血。因此，对于肿瘤伤口来说，保护脆弱的组织和血管至关重要。

（2）易感染：肿瘤伤口由于组织失去活性或腐烂而极易感染，感染的症状包括红、肿、热、痛、渗液增加、异味。全身症状包括发热和白细胞计数增加等。

（3）大量渗液：肿瘤伤口的血管丰富及其通透性增加，局部充血，伤口的坏死组织也成为细菌繁殖的培养基，感染和炎症反应会产生较多的渗液，大量的渗液降低了患者的生活质量，从而导致疲乏和焦虑等心理问题。因此，如何有效地处理渗液对提高患者的生活质量，减轻其心理压力有着极其重要的意义。

（4）恶臭：是肿瘤伤口最令人烦恼的并发症之一，因为它刺激嗅觉，导致恶心，患者及其家属也难以接受，可导致社区孤立感。恶臭的气味通常来自伤口感染、坏死组织或与肠道相通的瘘管。

（5）疼痛：患者疾病本身和情绪等原因都可导致疼痛。除了这些主观因素之外，会导致肿瘤伤口疼痛的客观原因如下。①肿瘤压迫神经或血管，导致患者出现抽痛或周围神经麻木感；②若是真皮层组织被破坏，则可能有切割痛的情形出现；③皮肤受损致使神经和血管裸露在外面，肿瘤物质释放会导致疼痛，如 5 - 羟色胺；④伤口护理技巧欠缺导致疼痛，如不正确的疼痛评估、不恰当的敷料使用及其移除方式不正确、不合适的伤口清洗等。

（6）周围皮肤受损：由于肿瘤伤口会出现大量的渗液且极易出血，如果处理不当，极易导致伤口周围皮肤浸渍，从而引起周围皮肤发红、起水泡，甚至破溃的情形。因此，处理肿瘤伤口时须对周围皮肤进行评估和保护。

第二节　肿瘤伤口的治疗和护理

一、肿瘤伤口的治疗

（一）伤口的评估

从伤口的部位、外观、面积、深度、渗液量、气味、周围皮肤情况及是否合并感染等方面对伤口进行评估，从而决定敷料的种类和换药频率。

（二）伤口的处置及护理

肿瘤伤口的预后较差，难愈合，对其进行处置的目的是尽可能提高患者的舒适度，减少并发症，控制症状，维护患者的尊严，从而提高其生活质量。肿瘤伤口护理的原则是减轻患者伤口疼痛，预防和控制伤口出血，减轻伤口异味的产生，保护伤口周围皮肤。根据患者的伤口和经济状况选择合适的敷料，其治疗方式包括积极治疗和缓和治疗。

（三）积极治疗

积极治疗包括放射性治疗、化学治疗、靶向治疗和手术治疗，其目的是移除、破坏和缩小肿瘤，以缓解疼痛和渗液问题，并降低肿瘤细胞的生长速度。选择方式主要根据肿瘤种类、患者身体状况，如自身体质、肿瘤部位和治疗敏感性等因素。

（四）缓和治疗

当患者不适合积极治疗或效果不佳时，只能选择缓和治疗。缓和治疗是指对伤口采用对症处理，如减轻疼痛，控制出血、感染、恶臭和渗液等。

1. 恶臭

恶臭除了造成患者困窘外，也不断提醒患者疾病存在的事实，恶臭来自坏死的组织和感染，可以通过清洗伤口、控制感染、清创和使用伤口除臭剂等方法减轻和去除臭味。

（1）清洗伤口：这是除臭的首要步骤，通过清洗伤口可以彻底移除伤口床中的坏死组织和渗液。

（2）伤口除臭剂：常使用活性炭除臭敷料减轻臭味。

（3）清创：即除去伤口床的坏死组织，坏死组织是恶臭的来源之一，如有必要，应对伤口床进行彻底清创。清创的方式可分为保守型、手术型及机械型。癌性伤口极少使用手术积极方式进行清创，而机械型清创又会导致伤口出血，因此也不建议使用该方法进行清创。临床上最常使用的方式为保守型清创。保守型清创又叫自溶性清创，主要利用具有自溶性清创的敷料使伤口坏死组织、痂皮和腐肉自体溶解，达到清创的目的，也可缓解伤口疼痛。

2. 渗液

控制渗液可提高患者舒适度，增强其自信心，因此对有大量渗液的伤口可使用腔内填塞敷料或使用高吸收性敷料。如使用藻酸盐敷料，注意填塞腔洞时动作要轻柔，避免引起疼痛或出血。更换频率视渗液量而定，若渗液量减少，可3天更换一次。由于敷料成本较高，因此对于经济困难的患者可采用经济适用的纱布棉垫换药，但须增加伤口换药频率才能降低伤口渗液浸润周围皮肤的风险。

3. 出血

除了伤口本身容易自发性出血外，更换敷料和清创也会引起伤口出血，故换药时必须动作轻柔。若出血，可采用控制出血效果好的藻酸盐敷料或采用硝酸银棒直接做局部灼烧以控制微血管出血症状。如出血严重，紧急情况下可先用纱布加压止血 10～15 min，然后通知医生进一步止血处理。

4. 周围皮肤浸润

由于肿瘤伤口有大量渗液且较易出血，使周围皮肤浸润，因此特别脆弱，较易造成表皮脱落，引发感染。故控制伤口渗液、感染及出血对预防周围皮肤浸润具有极其重要的作用。另外，伤口周围皮肤可采用液体敷料进行保护。

第三节　肿瘤伤口的居家护理

肿瘤伤口较难愈合，伤口情况往往也反映了病情的变化，当患者看到自己的肿瘤伤口在恶化、无法愈合，如结节肿瘤变大或溃疡扩大时，通常会感到害怕。此外，伤口本身的渗液、疼痛和恶臭等症状都会给患者带来极大的困扰，严重影响患者的生活质量。因此对于该类患者，不仅要改善其症状，还要对其进行心理疏导。出院后，肿瘤患者的居家照护也显得尤为重要。

一、提供有效全面的照护

患者家属应努力控制自己的情绪，及时向医护人员了解患者的整体身体状况及局部伤口情况，有效配合医护人员的治疗和护理，挑起照顾患者的重担，减轻患者的症状，提高其生活质量。

（一）家属耐心疏导，减少负面情绪

当患者产生悲观、焦虑、抑郁、恐惧甚至厌世情绪时，家属要耐心疏导，鼓励患者说出自己的想法和感受，帮助患者从痛苦中解脱出来，树立战胜疾病的信心，积极配合治疗。另外，在接受治疗的过程中，患者十分痛苦，有时难免脾气大，家属要给予理解和忍耐，分担患者的痛苦，尤其在患者病情恶化或治疗无望时，家属更应该给予安慰和心理支持。

（二）注意饮食营养

患者在手术后的放化疗过程中体力和食欲下降，饮食调配尤为重要，它可以提高机体的免疫力和营养状况。因此，家属应为患者提供可口美味、易消化和富有营养的饮食。

（三）及时就诊

肿瘤伤口的治疗和护理是一个长期的过程，患者如果接受缓和性治疗，出院后应定期去医院换药，不可在家自行处理伤口。如遇到伤口出血和全身感染等危急情况，一定要马上去医院就诊，家属要配合患者完成每次随访。

—— 病例与思考 ——

【病例摘要】

患者，女性，92 岁，独居老人，长期居住养老院。右乳原发性乳腺癌 2 年，未行任何药物及手术治疗。2017 年 3 月，因肿瘤增大，自行破溃，大量渗液、恶臭和易出血等症状发生，患者行肿瘤伤口保守治疗，疼痛评分为 3 分。患者神志模糊，胃口好，但消瘦，有慢性支气管炎病史 30 余年，反复发作。

【临床诊断】

乳腺癌伤口合并出血。

【治疗原则】

（1）预防和控制炎症。

（2）减轻异味。

（3）避免出血。

（4）加强营养。

【护理措施】

（1）伤口评估。

① 全身评估：患者诊断为乳腺癌，消瘦，有慢性支气管炎病史，反复发作。

② 局部评估：伤口破溃范围为右侧前胸壁至右侧后背，75%红色，25%黄色，有大量渗液，气味评分2分，疼痛评分为3分，易出血。

（2）伤口清洗：生理盐水涡流式冲洗伤口，生理盐水棉球拭擦痂皮及易脱落的脓腐组织。操作时用生理盐水充分浸湿敷料，降低敷料与伤口的粘连，减少移除敷料时伤口出血。

（3）伤口清创及止血处理：采用亲水性纤维含银敷料自溶性清创。另外，若换药过程中伤口有出血，采用干棉球压迫止血处理；若压迫止血效果不佳时，采取云南白药进行止血。

（4）敷料的选择与应用：伤口清洁消毒处理后，用生理盐水棉球清洗皮肤，无菌纱布轻轻掖干；根据伤口大小裁剪新型亲水性纤维含银敷料作为一级敷料直接覆盖在伤口上，能有效地预防和控制炎症，减轻伤口异味，同时不粘连伤口，敷料大于伤口面积，超出皮缘0.5 cm；二级敷料选择泡沫敷料，可以有效地管理渗液。根据渗液情况及时更换，一般3~4天更换一次，并做好伤口的评估记录。

护理体会

各种新型敷料在感染性伤口、延迟愈合伤口、糖尿病足部溃疡、烧伤伤口和肿瘤伤口等各类伤口的临床应用证实其对伤口的感染控制、祛除异味、控制渗液量、减少换药次数等方面效果显著。

新型敷料的使用能有效地改善癌性伤口相关性症状，但因为其价格昂贵，患者不能坚持使用。在临床工作中，护理人员应根据患者的伤口情况及经济状况，合理选择敷料并安排恰当的换药频次。另外，对患者进行伤口护理的同时应重视对患者全身情况的观察和护理，如营养支持、心理疏导、疼痛及其他症状的管理等。

（大华医院　王红玉）

第六章

术后延迟愈合伤口

第一节 认识术后延迟愈合伤口

一、什么是术后延迟愈合伤口

正常情况下，头面部伤口 4～5 天拆线，胸腹部 7～8 天拆线，腰背部 10～12 天拆线，四肢关节部 14 天拆线。若伤口在上述时间内未能完全愈合，这在医学上被称为延迟愈合伤口。

二、术后伤口延迟愈合的原因

人体是一个不断进行新陈代谢的机体，有着自身的调节机制，皮肤破损后的愈合也同样遵循这样的规律。那么，伤口为什么会出现延迟愈合的现象呢？原因有以下几个方面。

（一）全身因素

1. 年龄

随着年龄的增长，机体各个组织细胞自身的再生能力会逐渐减弱。高龄人群较青壮年的炎症反应减弱，新血管与胶原蛋白合成减少，真皮的附着力减低，皮脂腺功能降低致皮肤干燥，成纤维细胞的细胞周期明显延长，这些均导致伤口愈合速度减慢。

2. 营养状况

蛋白质的缺乏或消耗增加使机体处于营养不良的状态，导致胶原蛋白合成受影响，伤口缺乏愈合必需的基质，影响伤口愈合；伤口愈合过程的必需维生素及微量元素包括维生素 A、维生素 C、维生素 B_6、维生素 B_{12}、叶酸、铁、锌等。其中维生素 A 缺乏可导致伤口炎症期正常的炎症反应不充分；锌参与伤口愈合的各时期，其缺乏会影响伤口愈合的每一步。

3. 血管功能不全

包括动脉功能不全和静脉功能不全两种形式。动脉功能不全时，局部组织没有足够血流供应导致缺血缺氧，伤口愈合延迟或不愈合；静脉功能不全时，下肢回流受阻，静脉压力升高，出现水肿，纤维蛋白原渗出至局部组织，阻挡组织中的氧气运输、营养交换和废物排出。

4. 组织氧气灌流不足

组织的氧分压必须 $\geqslant 32\ mmHg$，才能维持细胞的再生、胶原蛋白的合成及白细胞的活性。

5. 药物使用

过量的抗炎药物抑制炎症反应期，导致中性粒细胞及巨噬细胞无法进入伤口组织，成纤维细胞和表皮细胞活动受阻；化疗药物则导致炎性细胞和血小板数量降低，相关生长因子不足；大剂量的肾上腺皮质激素能明显抑制新生毛细血管的形成、成纤维细胞的增生和胶原蛋白的合成，并加速胶原纤维的分解，导致愈合不良；类固醇药物稳定溶酶体膜，阻止蛋白水解酶及其他促炎性细胞因子释放，使血液中锌含量减少，影响伤口愈合。

6. 免疫力低下

白细胞数量减少，无法引导正常的炎症反应，影响伤口愈合的正常进程。

7. 神经系统障碍

感觉系统受损使患者无法保护伤口，导致再损伤，活动受限导致血流缓慢，大小便失禁会导致伤口受到污染，以上因素均影响伤口愈合。

8. 心理因素

焦虑和忧郁均可导致免疫力下降，影响伤口愈合。

9. 凝血功能障碍

伤口出血时间延长，导致巨噬细胞和成纤维细胞等不能正常发挥作用，影响伤口愈合。

10. 新陈代谢疾病

糖尿病引起的动脉硬化导致血液循环受损，同时周围神经病变导致感觉缺失，而血糖过高可导致初期炎症反应受损，感染机会增加；肾功能衰竭致全身血液废物排出、血压调节、水和电解质调节、凝血功能发生障碍，伤口感染机会增加。

11. 吸烟

吸烟者血液循环中一氧化碳与血红蛋白的结合降低了对氧的运输能力。此外，尼古丁会使外周血管收缩，影响伤口愈合。

12. 其他因素

肥胖患者脂肪厚，手术切口处易发生脂肪液化，影响伤口愈合。放射线的照射会损伤小血管，造成闭塞性动脉内膜炎，并直接损伤各类细胞，致使伤口愈合延迟。

(二) 局部因素

1. 伤口感染

所有伤口都存在被微生物污染的可能。对于少量的细菌活动，伤口自身可直接清洁和去除，往往不会影响伤口的愈合。但是当菌落数超过 10^5 个/ cm^2 时，白细胞不能抑制大量细菌活动，中性粒细胞吞噬细菌后，释放蛋白酶和氧自由基破坏组织，导致胶原蛋白溶解大于沉积，渗出增加，局部张力增加，伤口裂开。

2. 伤口过分肿胀

伤口缝线或周围组织受压，血流受阻，营养物质及氧气不能输送到伤口组织，废物不能排出。

3. 局部摩擦、牵拉和压迫

造成表皮和深部肌肉、骨骼受损，邻近关节的伤口过早活动加重炎性渗出反应。

4. 伤口过于干燥

表皮移行困难，同时缺乏促进血管及表皮生长的生长因子及蛋白溶解酶。

5. 局部伤口组织缺氧

伤口组织的氧分压足够大时，机体才能维持白细胞杀死细菌的能力和维持成纤维细胞的增生及胶原蛋白的合成。需说明的是，只有全身给氧，组织才能利用。

6. 血纤维蛋白未分解

如果血纤维蛋白没有被分解而覆盖在伤口上，会阻碍伤口氧气、营养物质的输送和废物的排出。

7. 异物、结痂和坏死组织

异物滞留、痂皮影响伤口的收缩过程。坏死组织是细菌培养的温床，其将细菌包裹，不利于抗菌敷料起作用。

8. 局部药物的使用

在伤口床使用消毒剂会伤害肉芽组织，降低白细胞的活性。不建议局部使用抗生素，以免造成耐药性，影响伤口愈合。

三、伤口愈合

(一) 愈合类型

伤口愈合分3类：一期愈合、二期愈合及三期愈合。一期愈合的概念是伤口边缘接近关闭而没有空腔或伤口内不留死腔，例如无组织缺损的外科切口、清洁的撕裂伤；二期愈合的概念是伤口开放，见于组织遭破坏或者组织丢失；三期愈合是被延迟的初期闭合，特别见于无组织丢失而感染的伤口，这些伤口在治疗感染时开放，后期以外科闭合。

(二) 愈合的阶段

伤口愈合是指组织对创伤的反应和修复过程。现代研究表明，伤口愈合是一个复杂但有序进行的生物学过程，了解其过程和机制有助于护士决定如何处理伤口和选择最佳的伤口护理方法。从理论上说，伤口愈合可分为3个阶段：炎症期（或称渗出期）、纤维组织增生期（简称增生期）和瘢痕形成修复期（简称修复期）。临床实践中又分别简称为清创期、肉芽期和上皮形成期。

1. 炎症期（清创期）

炎症期从手术瞬间开始，在生理条件下持续3～6天。早在1975年，Benson就提出了"炎症开始于受伤后并持续到6天"的观点。经大量研究证实，此阶段的生理过程为：血清蛋白质和凝血因子渗透伤口→纤维蛋白凝块稳定伤口→中性粒细胞清洁伤口→巨噬细胞引入伤口，吞噬伤口内的组织细胞碎片、消化、中和、吞噬损伤因了，以免对伤口造成进一步的损伤。由于炎症反应、血管扩张和毛细血管通透性增加，此期内可见大量的血浆渗出液由伤口渗出，渗出液富含中性粒细胞、巨噬细胞和各种血浆蛋白，因此炎症期内患者可出现反应性低蛋白血症，主要是血清白蛋白和总蛋白进行性下降。

2. 增生期（肉芽期）

增生期开始于创伤后的第 1 周内，持续 2～3 周。此期的特征是血管形成和肉芽形成并开始上皮化。新生血管和血管化是肉芽组织生长的基础。肉芽组织由新生薄壁的毛细血管以及增生的成纤维细胞构成，并伴有炎性细胞浸润，肉眼表现为鲜红色、颗粒状，柔软湿润，形似鲜嫩的肉芽，故而得名。

3. 修复期（上皮形成期）

伤口修复开始于伤后 2～3 周，可持续 2 年左右。伤口中的特殊细胞作用于肌弹性纤维使之收缩，从创缘内部拉紧伤口边缘，使伤口缩小，肉芽组织所含血管和水分减少，逐渐变硬形成瘢痕，瘢痕持续修复、变软、变平和强度增加。上皮从创缘开始，通过有丝分裂和细胞移行形成新生上皮细胞覆盖伤口，标志着伤口愈合过程完成。

第二节　如何预防及治疗术后伤口延迟愈合

一、术后伤口延迟愈合的预防

（1）术后 24 h 应密切观察切口的情况，包括有无出血、渗液、伤口对合情况，及早发现伤口愈合不良的情况。

（2）对各类伤口要详细了解病史，认真检查，外伤伤口应严格执行清创原则。

（3）应在换药的同时积极治疗原发病。

（4）换药频率依据伤口情况和渗液量而定。对大量渗液的伤口，每天更换 1 次敷料，以保持外层敷料不被分泌物渗透；对少量渗液或肉芽生长较好的伤口，每 2～3 天更换 1 次敷料；对缝线伤口，每 3～5 天更换 1 次敷料，直至伤口拆线为止。

二、术后伤口延迟愈合的治疗

（1）如果发现伤口肿胀，渗出较多，可用消毒纱布挤压伤口，观察伤口有无渗出，以及渗出液的色、质、量。

（2）对渗出液较多的伤口，应在局部用盐水纱条或藻酸盐敷料条从两针间的间隙中进行引流。

（3）如有必要可拆除部分缝线，观察切口是否与腹腔贯通，并仔细检查切口底部（伤口床）的情况，做进一步处理。

（4）观察全身情况，包括体温和血象等。

（5）保护性使用抗生素，预防细菌感染。

（6）伤口渗出液可做细菌培养和药敏试验，为治疗提供依据。

（7）根据伤口的评估情况，选择伤口处理的方法。

（8）切口用生理盐水清洗。如延迟愈合的切口清洁、红润，肉芽组织生长良好，可考虑二期缝合或用蝶形胶布将切口拉合，促进其早日愈合。

（9）若延期愈合的切口较大，渗液较多，感染严重，可按慢性伤口处理原则采用湿性愈合的方法处理。

第三节　术后延迟愈合伤口的居家护理

一、保持清洁，预防感染

应遵医嘱定时服用抗生素，保持伤口周围皮肤的清洁和干燥，以防伤口化脓感染。如果伤口处发痒，只需隔着纱布轻按几下就能止痒，切勿隔着纱布或揭开纱布乱抓乱搔，以免引起伤口破损和出血。

二、适当活动，以防伤口崩裂

应注意伤口部位的活动不可过度，以免导致伤口崩裂，影响愈合。若伤口在上肢，则在缝合后应立即将患肢悬吊在胸前；若伤口在下肢，则应尽量减少行走，更不宜奔跑，应多卧床休息并且抬高患肢，这样有利于血液回流，加速伤口愈合。

三、评估伤口，减轻疼痛

在伤口缝合后的两三天内，伤口处往往有轻微疼痛，这是伤口自我康复过程的正常现象，一般适当服用解热镇痛药即能缓解。如果疼痛为搏动性，并呈持续状态，甚至在伤口周围出现红肿或发烫，则是伤口发炎的表现，应及时请医生检查治疗。

四、遵循原则，合理换药

由于大多数伤者有急于求愈的心理，他们总认为伤口换药的次数越勤越好，用的药物越多越好。其实，在一般情况下，伤口隔天换一次药最好。如果是缝合的伤口，只要没有发生感染和化脓的情况，通常3~4天换药一次。伤口处上药也不是越多越好，不能用粉剂遮盖伤口，油纱条的覆盖亦不宜过多，切勿将油膏类药物直接在伤口上涂敷，因为这样对伤口的正常愈合以及伤口清洁都不利。但如发现伤口有感染情况，就应该每日换药，以促使伤口早日愈合，伤口拆线的时间应由医生根据伤口所在的部位而定。伤口部位的活动也应循序渐进，不要太剧烈，以防伤口出血和出现新的撕裂。

五、加强营养，促进愈合

营养不良会影响伤口的愈合，所以手术后要增加营养，进食下列食物有助于促进伤口的愈合。

（一）含维生素 C 的食物

维生素 C 增进伤口愈合及增加对受伤及感染等压力的感受力。在受感染和发热时，维生素 C 损失随之增加。同时手术后伤口愈合的过程中需要靠胶原蛋白来填充，而胶原纤维的形成需要维生素 C 的帮助。维生素 C 作为还原剂，还可以减少黑色素的形成，甚至可以将已经生成的黑色素还原成无色物质，具有较好的美白作用。维生素 C 广泛存在于各种蔬菜和水果中，主要是青菜、菠菜、橙子、红枣、猕猴桃、柑橘和柚子等。

（二）含维生素 A 的食物

维生素 A 也是一种既能促进伤口愈合又有美白作用的营养素。维生素 A 在细胞分化、上皮成纤维细胞增殖以及胶原蛋白的合成中都起重要作用。维生素 A 缺乏将妨碍手术后伤口的愈合。

（三）含糖的食物

糖是人体主要的供能者，充足的能量供给是伤口愈合不可缺少的条件之一。在伤口愈合期可多吃含糖丰富的水果，既增加糖分的摄入，又能摄取足量的维生素。

（四）含蛋白质的食物

严重的蛋白质缺乏可使组织细胞再生不良或缓慢，尤其当甲硫氨酸（蛋氨酸）缺乏时，常导致伤口组织细胞生长障碍，肉芽组织形成不良，成纤维细胞无法成熟为纤维细胞，胶原纤维的合成减少。饮食中增加蛋白质能促进伤口愈合，减少感染机会。含蛋白质丰富的食物有各种瘦肉、牛奶和蛋类等。

（五）含锌的食物

锌不足的患者在伤口愈合中可以增加锌的摄入，但是不缺锌的患者无须补充，因为锌正常的患者在伤口愈合时补充锌无明显作用。

———— 案例与思考 ————

【病例摘要】

患者，男性，39 岁，因车祸开放性粉碎性骨折术后，伤口延迟愈合就诊。初诊时伤口评估：右大腿外侧可见 1 cm×1.5 cm 术后未愈合伤口。

【临床诊断】

右股骨开放性粉碎性骨折伴骨缺损，术后延迟愈合伤口。

【护理措施】

1. 伤口护理

（1）伤口评估：右大腿外侧可见 1 cm×1.5 cm 皮肤缺损，如图 6-1（a）所示；12 点方向窦道约有 5 cm，如图 6-1（b）、（c）所示，75％红色肉芽，25％黄色腐肉，少量渗血渗液，创

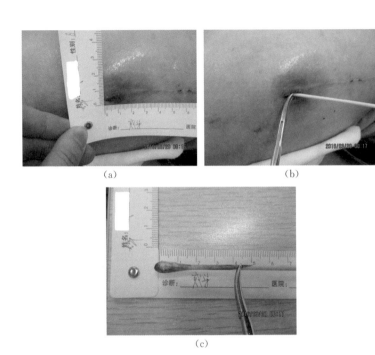

（a）　　　　　　　　（b）

（c）

图6-1　伤口评估

周稍有红肿，无异味。

（2）伤口处理方法：按照伤口床准备的 TIME 原则，管理好渗液，控制伤口感染，保持伤口湿度平衡。生理盐水冲洗伤口，消毒，用藻酸盐敷料填塞窦道，用水胶体敷料覆盖于外层。

2. 心理护理

做好家属的沟通工作，取得支持与配合；针对患者担心的问题进行详细讲解，列举成功病例作为榜样；主动关心患者，疏导焦虑和烦躁等不良情绪，加强生活照顾；增加患者对医护人员的信任感，从而积极配合治疗和护理。

3. 营养支持

为患者计算每日所需热量，与家属一起根据患者的饮食习惯制订食谱与进食量。鼓励患者进食并记录，以保证伤口愈合所需营养物质。指导每日两次顺时针方向绕肚脐按摩下腹，并按揉水道、大巨和归来等穴位，每个穴位按摩 2～3 min，以促进肠蠕动，预防便秘。

护理体会

（1）该患者伤口延迟愈合的原因如下。

① 股骨前伤口软组织缺损过多，骨缺损，骨折外固定治疗效果欠佳，导致骨折断端移位及骨不连，周围软组织持续受到牵拉刺激，缺血坏死。

② 患者伤口一直存在轻度疼痛。

③ 骨折内固定术的创伤面积大，手术时间长达 4 h。

（2）临床工作中应该注意以下几点。

① 重视伤口的首次清创，改为在手术室麻醉下进行脉冲式冲洗的彻底清创，以最大限度地降低感染率。

② 建立活动计划表，督促患者完成健侧肢体的活动量。

③ 鼓励患者增加进食量，改善营养状态。在开放性骨折的治疗中，伤口的情况直接影响治疗方式的选择与实施时间，决定了住院时间的长短。因此，护理过程中要重视伤口护理，准确进行伤口评估，详细分析影响伤口愈合的因素，做好与医生、患者及家属的沟通，采取针对性措施，促进伤口按时愈合，以便于进行早期康复，减少并发症的发生，降低医疗费用，提高住院满意度。

（田林街道社区卫生服务中心 凌 莉）

第七章

低 温 烫 伤

一、什么是低温烫伤

低温烫伤是指虽然基础温度不高，但皮肤长时间接触高于体温的低热物体造成的烫伤。接触 70℃ 的温度持续 1 min，接触 60℃ 的温度持续 5 min 以上时，皮肤可能就会被烫伤，引起皮肤烫伤的最低温度为 44℃。皮肤损伤程度与温度和接触时间呈正相关。

低温烫伤是冬、春季节常见的疾病。低温烫伤是真皮浅层向真皮深层及皮下各层组织的渐进性损害，往往表面看起来只是一个小水疱，体征类似 Ⅱ 度烧伤，其水疱特点是颜色较深，水疱液多为血性，伤口基底苍白，感觉迟钝或消失，严重的可深达骨骼，形成口小底大的烧瓶状改变。低温烫伤常见于下肢，尤其以小腿及足部多发，常常久治不愈或者因治疗不当迁延成慢性溃疡。

不同深度烫伤的临床表现如表 7 - 1 所示。

表 7-1 不同深度烫伤的临床表现

深度	外观特点及临床体征	感觉	伤口愈合过程
Ⅰ度	局部似红斑，轻度红、肿、热、痛，无水疱，干燥，无感染	微过敏，常为烧灼感	2～3 天内症状消失，3～5 天痊愈，脱屑，无瘢痕
浅Ⅱ度	水疱较大，去表皮层后伤口湿润，创底艳红、水肿，并有红色颗粒或脉络状血管网	剧痛，感觉过敏	如无感染，1～2 周内痊愈，不留瘢痕
深Ⅱ度	表皮下积薄液，或水疱较小，去表皮后伤口微湿或红白相间，有时可见许多红色小点或细小血管，水肿明显	感觉迟钝	一般 3～4 周痊愈，可遗留瘢痕
Ⅲ度	外观多样，烫伤多呈现苍白软性痂或樱红色、按压不褪色；烧伤则呈半透明黄褐色硬性痂，痂下呈树枝样血管栓塞，甚至呈焦黄色坚韧痂或炭黑状	痛觉消失，感觉迟钝	3～4 周焦痂脱落，须植皮修复，遗留瘢痕和畸形，严重者须截肢（指）或皮瓣修复

二、低温烫伤的常见原因及危险因素

低温烫伤好发于婴幼儿、青少年、糖尿病患者及老年人。婴幼儿及老年人对寒冷的抵抗力均较差，使用取暖物品较频繁。婴幼儿表达能力欠佳，如家长未能细心照顾，则很容易导致低温烫伤。老年人皮肤随年龄增长而变薄，皮肤张力、感觉功能、对外保护作用、对周围环境温度调节功能变差，再生功能降低或减弱，皮肤血运减慢，因此老年人对低热刺激反应较低，在持续低热的作用下易导致烫伤。而青少年正处在学习的黄金时期，思想过度集中或精神过于疲劳均可导致对温度的敏感度降低，因此青少年也是低温烫伤的高发人群。糖尿病患者因为血管、神经病变，对热损害感知和防御能力低下，也是低温烫伤的高发人群。

三、如何预防低温烫伤

(一) 热水袋

（1）检查有无橡胶老化及渗漏，以防使用过程中发生爆裂。

（2）使用中只能装 70％ 左右热水，水温不要超过 50℃，并赶尽袋内的空气，不要挤压热水袋。

（3）注意拧紧盖子，防止热水流出。

(二) 电热毯

（1）高龄老人要慎用。因为老人的皮肤对冷热感觉比较迟钝，一旦电热毯过热，会使老人受到高温之害，甚至灼伤皮肤。

（2）通电时间不宜过长。上床入睡时应关掉电源，如果是低压调温电热毯，可在温度合适时调到保温档。最好不要通宵使用，尤其是老人和婴幼儿。

（3）使用电热毯者应适当增加饮水量。过敏体质的人不宜使用，一旦发现有皮炎症状，更应立即停止使用电热毯。

(三) 电暖器

（1）电暖器要距离身体至少 1 米，因为烘烤也能导致低温烫伤。

（2）使用电暖器后，房间内会比较干燥，让人感到呼吸不畅，因此，建议室内养一些水栽植物或放一盆水。

（3）电暖器应尽量放置在不易碰触的地方，远离易燃物，与墙面保持 20 cm 以上距离，与家具的距离应更远一些，以免发生火灾。

(四) 暖贴

(1) 暖贴不能直接贴在皮肤上，应隔着衣服贴，以免皮肤烫伤。羊绒和羊毛等衣服不宜贴，因为这些面料容易被粘贴剂损坏。

(2) 不能在被窝里、电热毯上和取暖器前使用，以免温度升高，导致低温烫伤。

(3) 孕妇和婴幼儿忌用，这些人群的皮肤较为敏感，使用暖贴可能造成烫伤。

(五) 暖手宝

(1) 老年人、糖尿病和脑卒中后遗症的患者对灼热引起的疼痛感觉迟钝，因此要防止长时间将暖手宝放在身体的某一个固定位置，避免低温烫伤。

(2) 通电时，不得将暖手宝抱在怀中，严禁摔打、坐、压、划、刺暖手宝，以免造成漏液。

四、烫伤后的应急与正确处理

烫伤后的应急措施如下。

(1) 冲：烫伤后应立即用自来水冲（用自来水冲烫伤部位时要坚持 15 min 以上，冲的时候不要把水龙头直接对准烫伤部位，最好冲在伤口一侧，让水流到烫伤处，以防止自来水的压力过大，对烫伤处造成二次伤害），或把烫伤部位浸入洁净的冷水中。烫伤后越早用冷水浸泡，效果越佳；水温越低，效果越好，但不能低于 $-6℃$。用冷水浸泡应持续 30 min 以上。及时散热可减轻疼痛或烫伤程度。

（2）脱：边冲边用轻柔的动作脱掉烫伤者的衣服，如果衣服粘住皮肉，不能强扯，可以在流动水下用剪刀剪开。

（3）泡：在冷水中连续浸泡30 min除尽余热，夏季时也可在水中加冰块降温，注意不要让冰块直接接触皮肤，防止冻伤。

（4）盖：如烫伤伤口过大、过深，可选择消毒敷料、光滑无毛边的布类，或经高温熨烫过的干净床单，覆盖伤口后抓紧时间送医院处理。

（5）送：抓紧时间送到具有烧烫伤救治能力的医院接受正规处理。

五、烫伤急救处理误区

（一）胡乱扯下衣服

当烫伤发生时，应马上脱掉身上的衣物以查看伤势，但是如果胡乱扯下衣服，尤其是手臂烫伤时扯下衣袖，在这样的处理过程中衣物对烫伤的表皮产生的摩擦会加重对烫伤皮肤的损害，甚至会将烫伤的表皮拉脱。正确的方法是：在流动水的冲洗下，用剪刀将衣服剪开，避免衣物对创面的摩擦。

（二）烫伤部位涂抹牙膏

涂上牙膏非但没有什么治疗作用，可能还会引起感染，牙膏凝结粘连伤口会增加医生处理伤口的难度，也可能因为颜色渗入组织而影响医生判断伤口的深浅程度，耽误治疗。正确的方法是：可以用冷水浸泡过的干净纱布或毛巾覆盖，或包一些冰块冷敷。

（三）盲目弄破水泡

如果烫伤的水泡直径<2 cm，可不需弄破；若水泡直径>

2 cm，或水泡位置在关节等活动频繁处及易摩擦处，为避免不小心弄破水泡，造成史大的伤口，可以请医务人员外理。正确的方法是：用干净的毛巾或布块覆盖，前往医院由医务人员处理以降低感染概率。

六、低温烫伤的治疗及愈后

（1）低温烫伤的特点：面积小且深度较深，多为深度烫伤，伤口基底缺血苍白。

（2）伤口治疗：湿性愈合理论的定义为使用各种湿性愈合敷料和（或）保持伤口适度湿润，促进组织细胞的活性和生长，利于伤口愈合的一种方法。一般来说，对直径＜2 cm 的伤口，可通过换药使其愈合。对直径＞2 cm 的伤口，很难通过换药使其在短期内愈合，甚至长时间也无法愈合，需要手术治疗。故患者应在初期去医院处理和治疗，并听取专业人员指导，定期换药，直至愈合。

七、低温烫伤的居家护理

（1）营养支持：给予高蛋白、高热量和高维生素饮食。

（2）疼痛自我管理：清创前 30 min 遵医嘱口服镇痛药。

（3）个人清洁卫生指导：保持敷料外观清洁和干燥，以擦澡方式清洁身体。

（4）服药指导：依照换药时间及次数执行换药，观察伤口周围是否有红、肿、热、痛、异常分泌物及异味，若有，须及时就医，切忌自行拆除或更换其他药物。

—————— 案例与思考 ——————

【病例摘要】

患者，女，40 岁，4 天前因使用热水袋不当，发生左小腿烫伤，烫伤后患者未引起重视，自行护理后感染，直至局部疼痛逐渐加剧，来某二级医院就诊。

【临床诊断】

Ⅲ度烫伤。

【治疗原则】

（1）提供湿性愈合环境，清除伤口坏死组织，促进肉芽组织生长。

（2）管理渗液，减轻疼痛，促进伤口早日愈合。

【护理评估】

（1）全身评估：患者无慢性病史，营养状况好，心理状况好。

（2）局部评估：左下肢外侧伤口面积为 3.5 cm×1.5 cm，深度未知，25％红色组织，25％黑色组织，50％黄色组织。中等渗出，无异味，无窦道，无潜行，无异物（见图 7-1）。

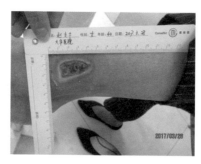

图 7-1　局部评估

【护理措施】

(1) 伤口清洗：伤口周围皮肤消毒选用安尔碘消毒液，伤口选用生理盐水棉球擦洗，生理盐水符合人体细胞结构，无痛、无刺激，不抑制成纤维细胞的迁移，无颜色残留，便于观察伤口，能减少伤口细菌菌落。

(2) 敷料的选择和应用：一级敷料选择藻酸盐敷料，藻酸盐敷料可以为伤口提供湿性愈合环境，吸收相当于自身质量17~20 倍的液体；在伤口中形成凝胶，可以溶解坏死组织，促进肉芽组织的生长，减轻疼痛，加速伤口愈合。二级敷料选择纱布敷料，主要用于保护伤口、吸收渗液，而且纱布性价比高。

(3) 伤口的愈合过程：12 天后，伤口面积为 3.1 cm×2.2 cm，75％红色肉芽、25％黄色腐肉，中等渗液，无异味，继续使用藻酸盐敷料，如图 7 - 2 （a）所示；3 周后，伤口面积缩小为 2.8 cm×1.7 cm，100％红色肉芽，中等渗液，创周无红肿，无异味，如图 7 - 2 （b）所示；8 周余，伤口面积为 2.0 cm×1.1 cm，少量渗液，伤口周围见新生的上皮组织，伤口即将愈合，如图 7 - 2 （c）所示。

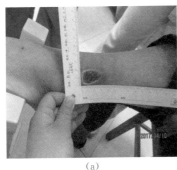
(a)

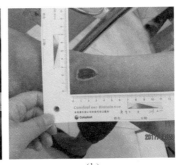
(b)

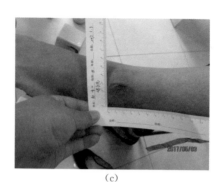

(c)

图 7‑2　伤口愈合过程

(a) 12 天后伤口面积；(b) 3 周后伤口面积；(c) 8 周后伤口面积

【健康教育】

（1）向患者进行相关疾病和伤口知识指导，确保患者按时换药，提高遵医行为，促进伤口愈合。

（2）换药后，伤口不能沾水，避免污染及加重局部感染。

（3）抬高下肢，以利回流；伤口周围皮肤注意清洁，切勿挠抓，保持周围皮肤湿度适宜，可适当涂抹润肤露保湿。

（4）指导患者多食用牛奶、鸡蛋等高蛋白食物，并多补充新鲜水果、蔬菜。

（5）指出相应的预防低温烫伤的措施。切忌将热源直接接触皮肤来取暖，并且使用时间不宜过长，睡觉前可以将保暖设备提前放入被窝，睡觉时将其取出，避免整夜与皮肤直接接触。

（6）一旦发生低温烫伤，应立即进行烫伤处理，冷敷烫伤部位，并及时就医，以免烫伤部位发生感染，造成严重伤害，忌私自用牙膏等土方法处理烫伤部位，导致烫伤部位创伤面的感染。

护理体会

（1）对于烫伤面积较小的伤口，可以通过换药的方式使其创伤面愈合。

（2）伤口护理中应用湿性敷料，其在抗感染、吸收渗液、防止伤口周围皮肤浸渍、促进肉芽生长、缩短伤口愈合时间等方面效果显著。

（3）保持局部皮肤清洁和严格遵从换药间隔时间是预防感染的关键。

（虹梅街道社区卫生服务中心　沈　兰）

第八章

甲沟炎及浅表皮肤软组织感染

第一节 甲 沟 炎

一、什么是甲沟炎

甲沟炎是指（趾）甲两旁甲沟组织的炎症，由各种因素导致细菌通过甲旁皮肤的微小破损侵袭至皮下并发生繁殖而引起。甲沟炎常表现为局部红肿和疼痛，伴炎性渗出及肉芽组织增生，致病菌多为金黄色葡萄球菌、腐物寄生性真菌、铜绿假单胞菌、白念珠菌等，是一种外科常见疾病，好发于青少年。甲沟炎可导致患者许多日常活动无法进行，影响学习、工作和生活。

（一）甲沟炎的临床分期

甲沟炎的临床分期如表 8-1 所示。

表 8-1　甲沟炎分期

分期	临床表现
1 期（红肿期）	轻度红肿、疼痛
2 期（脓肿期）	红肿和多汗，压痛加剧，有渗液流出，患者此时行走困难，几乎不能穿鞋
3 期（肉芽形成期）	病变肉芽组织覆盖于侧方甲皱襞，妨碍引流物流出，炎症向深部蔓延扩散

（1）1 期（红肿期）：表现为患甲侧方甲皱襞出现轻度红肿和疼痛。

（2）2 期（脓肿期）：局部红肿和多汗，压痛加剧，两侧甲皱襞肿胀高出甲板侧缘，并且开始有渗液流出。开始时流出液为稀薄、黏稠的血清样分泌物；由于局部皮肤通常存在大量微生物，感染迅速形成，分泌物随即变为脓性且有臭味。如发生在足趾处，患者此时行走困难，几乎不能穿鞋。

（3）3 期（肉芽形成期）：病变肉芽组织覆盖于侧方甲皱襞，妨碍引流物流出。若患者不能得到及时治疗，增生的甲上皮将覆盖肉芽边缘，进一步阻塞引流通道，炎症向深部蔓延扩散。

（二）甲沟炎的分类

（1）急性甲沟炎：急性甲沟炎多由葡萄球菌和念珠菌感染所致。这种细菌存在于人的皮肤上，一般情况下人体不易被感染，它们一般通过倒刺、甲郭损伤或慢性刺激（如水和去污剂）引起的表皮破损处进入，从而引起甲沟炎。急性甲沟炎炎症迅速扩展，可蔓延到整个甲沟，甚至形成甲下脓肿。局部疼痛剧烈，呈搏动性，手臂下垂时加剧，所以患者常将手抱于胸前。发炎的手指随着心跳而跳痛，也就是十指连心，有明显触痛感。

（2）慢性甲沟炎：多由急性甲沟炎治疗不及时或再次被感染而发生。指甲变得凹凸不平而带坑纹，指甲下可能呈现绿、黄或黑色的感染征象。多由真菌感染引起，糖尿病患者以及那些双手经常浸在水中工作的人，如家庭主妇、渔民、清洁工人、酒吧侍者和厨师等容易患上慢性甲沟炎。

（3）化脓性甲沟炎：化脓性甲沟炎是急性甲沟炎治疗不及时导致的化脓性炎症。甲沟有轻度红肿、疼痛和甲小皮剥脱，少量脓液自甲沟流出，甲的边缘和甲沟处变黑，且可逐渐产生结节状或蕈状突起的炎症肉芽组织，不时分泌出脓液，易擦伤出血，部分甲受损，甲变形缩小，甲上有纵脊或横沟，甲下有脓液潜行。严重时，甲可以完全松动、脱落。

（4）单纯性甲沟炎：单纯性甲沟炎大多数位于第一足趾，趾甲前端的一个角或两个角刺入甲沟深处，长不出来，每隔2周到1个月，足趾就会有胀痛感，如不小心碰到，就会有钻心的剧痛，用小刀剪掉后疼痛就会消失，但是过段时间又会出现。长时间行走或不修剪趾甲，足趾就可能肿胀发红，甚至在甲沟处出现渗液和肉芽样组织。

（5）嵌甲性甲沟炎：嵌甲性甲沟炎是由趾甲长到肉里而引起的甲沟炎。足趾甲沟存在炎症超过3周后，就要考虑是嵌甲所致。多见于第一足趾，向侧面生长的甲板长入甲皱襞中，导致疼痛和发炎，严重者出现化脓症状。

二、甲沟炎常见的原因

甲沟炎是甲沟及其周围组织的感染，常因微小创伤引起，如刺伤、指（趾）皮肤倒刺、外挤压伤。

（1）可发生于手指，或者发生于足趾。发生于手指者常有啃手指的不良习惯，发生于足趾者常由嵌甲继发感染引起。嵌甲大多发生在第一足趾，趾甲剪得太短，旁边的软组织因为没有趾甲覆盖，会向上长，结果趾甲长出来后，就刺到软组织内。

（2）穿不合适的鞋子。不适合的鞋子，如尖头皮鞋前面太窄，会把足趾的软组织挤起来，时间一长，就会形成嵌甲。

（3）足趾曾经受过外伤。踢足球、碰撞和砸伤等使足趾产生破损，影响到甲床或甲母细胞时趾甲也会出现畸形。

（4）真菌感染和身体过胖等也是诱发因素。

三、如何预防甲沟炎的发生

（1）平时爱护指甲周围的皮肤，不使其受到损伤，指甲不宜剪得过短，更不能用手拔倒刺。

（2）防患于未然。木刺、竹刺、缝衣针和鱼骨刺等是日常生活中最易刺伤甲沟的异物，参加劳动或忙于家务时应格外小心。

（3）平时注意手指的养护，洗手后、睡觉前使用凡士林或护肤膏，可增强甲沟周围皮肤的抗病能力。

（4）手指有微小损伤时，可涂擦2%碘酊后，用创可贴包扎，以防止发生感染。

（5）甲沟炎早期可用热敷和理疗，直接外敷鱼石脂软膏或金黄散等中成药，必要时根据医嘱服用抗生素。

（6）如已化脓，则应到医院及时切开，将脓液引流出来。防止感染蔓延引起指骨骨髓炎。

（7）如果甲下积脓，应将指甲拔去，以利于充分引流和彻底治愈。

四、甲沟炎的治疗及居家护理

(一) 保守治疗 (无创治疗)

甲沟炎早期指 (趾) 甲轻度疼痛和红肿，未成脓时，可行保守治疗。常用于甲沟炎感染的 1 期和 2 期。可给予局部红外线理疗、外敷鱼石脂软膏或金黄散，还可用 0.1% 依沙吖啶湿敷、聚维酮碘外敷法和激光法等，都能取得很好的疗效。

1. 浸泡法及湿敷法

早期的甲沟炎可以通过外敷聚维酮碘，浸泡黄连液、硼酸和乙醇等，以达到抗感染、消肿和灭菌的效果，但是效果不尽相同。1 期采用 75% 乙醇浸泡 15～30 min，每天 3～5 次，并保持局部干燥和卫生，一般 3～5 天后红肿多可自行消退，无须应用抗生素。用 2% 硼酸浸泡患甲，2% 碘酊局部外敷或浸泡完全可以控制炎症的继续发展，直至治愈。

2. 局部抗感染治疗

主要针对由甲癣引起甲沟炎的抗真菌治疗。皮肤癣菌者口服盐酸特比奈芬治疗，念珠菌感染者采用伊曲康唑冲击疗法。

3. 中药治疗

中药治疗甲沟炎也有一定的疗效，如黄连浸泡，复方蜂胶酊、仙人掌、苦杏仁、明矾外敷，大黄附子汤等，这些中药都有消肿祛瘀、消炎止痛和抗菌的作用，在早期的治疗中可达到较满意的效果。

保守治疗效果不佳，形成脓液时，须切开引流。累及甲根和甲床时，应部分或全部拔甲。对于 3 期甲沟炎及难治性甲沟炎，需要采取有创治疗。

（二）居家护理

对于慢性甲沟炎，尤其是真菌感染者，要同时治疗甲癣。纠正不良的生活习惯，避免穿着过紧的鞋子，采取正确修剪指（趾）甲的方法，防止损伤甲床及甲周软组织而引发感染。

（1）先用热水泡脚 20～30 min，既能缓解疲劳，消炎杀菌，还能够软化趾甲，为接下来的修剪做准备。

（2）用平口的指甲钳修剪，保持横着剪，慢慢修到合适的长度，不要剪得太短、太深或太圆，只需要剪到合适的长度即可，将整个指（趾）甲剪成平的（见图 8-1）。

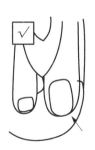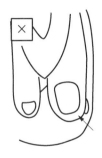

图 8-1　修剪指（趾）甲的方法

（3）接着用斜口指甲钳，修剪靠近指（趾）甲缝的两端，按照一定的弧度，慢慢修剪成圆弧状，能够与皮肤齐平最好，毕竟指（趾）甲是用来保护手指和足趾的，指（趾）甲两侧的长度要在指（趾）缝之上。

（4）修剪好之后，要用指甲锉磨平指（趾）甲边缘，指甲锉要以 45°角对着指（趾）甲慢慢去磨，把整个指（趾）甲边缘都磨得光滑为止，这是为了防止钩到袜子或伤到皮肤（见图 8-2）。

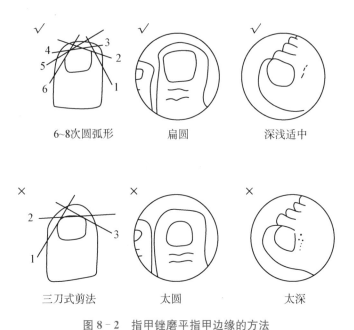

图8-2　指甲锉磨平指甲边缘的方法

患有足癣者及糖尿病患者应及时治疗，从根本上减少甲沟炎的发生。

───── 病例与思考 ─────

【病例摘要】

患者，男，48岁，无高血压、糖尿病等慢性病史，患者因2周前穿新鞋，鞋子过紧致左足第一足趾红肿、疼痛，不能行走，有渗液流出，病变肉芽组织覆盖于侧方甲沟，来院门诊。

初次伤口评估（见图8-3）：左足第一足趾红肿，行走困难，病变肉芽组织覆盖于侧方甲沟，阻止渗液流出，趾甲向侧面生长的甲板长入甲沟中，无明显臭味，趾甲周围皮肤红肿，皮温高，末梢循环正常。

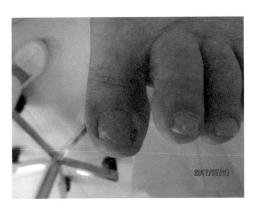

图 8-3　初次伤口评估

【临床诊断】

嵌甲性甲沟炎，3 期（肉芽形成期）。

【治疗原则】

（1）选择合适的清创方法，清除嵌入的趾甲。

（2）加强护理，避免足趾挤压，穿宽松的鞋子。

（3）选择合适的敷料及方法，促进伤口愈合。

【护理措施】

伤口评估

（1）全身评估：患者为中年男性，无慢性疾病史，全身情况良好，未穿着适宜的鞋子导致左足第一足趾局部感染。

（2）局部评估：左足第一足趾红肿，病变肉芽组织覆盖于侧方甲沟，趾甲向侧面生长的甲板长入甲沟中，无明显臭味，趾甲周围皮肤红肿，皮温高，末梢循环正常。

（3）伤口清洁：伤口周边皮肤以安尔碘棉球消毒，生理盐水棉球清洗伤口。

（4）伤口清创：清创，取出嵌入的趾甲。甲沟100％红色，有少量渗出，无臭味（见图8-4）。

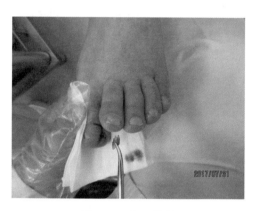

图 8-4　伤口清创

（5）敷料选择和应用：一级敷料油纱布填塞（见图8-5）；二级敷料纱布包扎，医用胶布固定（见图8-6）。油纱布黏性低，不损伤肉芽组织，保湿，允许分泌物从网眼流出。隔天至门诊换药，经过两次治疗，甲沟炎治愈（见图8-7）。

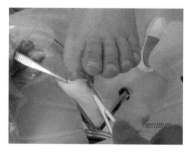
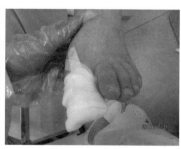

图 8-5　油纱布填塞　　　　图 8-6　纱布包扎，医用胶布固定

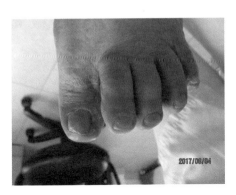

图 8-7　甲沟炎治愈后

护理体会

　　甲沟炎在外科门诊是十分常见的疾病，由指（趾）甲周围软组织化脓感染、细菌通过甲旁皮肤的微小破损侵袭至皮下并繁殖引起。在手指多由刺伤、撕剥肉刺、啃指甲或修剪指甲过深等损伤引起，在足趾多因嵌甲或鞋子过紧引起，大多发生在拇指和第一足趾。一般无全身症状，但必须加以重视，早期积极治疗。治疗时应与患者做好充分沟通，减轻焦虑和紧张情绪，配合治疗，按时换药。做好健康教育，嘱患者多休息，减少走动，抬高患处，促进回流；指导患者合理饮食，进食高蛋白和高维生素饮食，忌辛辣刺激食物，禁烟酒。伤口周围皮肤可用温水清洗，擦干，伤口未愈合前尽量不要洗澡。若需洗澡，伤口需用薄膜保护。需保持周围皮肤清洁干燥，每日清洗并更换袜子。穿着大小合适的鞋袜，防止甲沟炎反复发作。

第二节　浅表皮肤及软组织感染

一、皮肤及软组织感染

皮肤及软组织感染（skin and soft tissue infections，SSTI）是临床十分常见的疾病。根据 SSTI 病因、发病部位及病情轻重可大致分为浅表皮肤细菌性感染、继发性 SSTI 及坏死性软组织感染。美国感染病学会 2014 年发布的《皮肤及软组织感染的诊断与管理实践指南》将 SSTI 分为非化脓性和化脓性感染，前者包括坏死性感染、蜂窝织炎及丹毒，后者包括疖、痈及脓肿。浅表软组织感染的常见发病部位是皮肤，本章节主要介绍疖和痈的护理。

二、疖

（一）什么是疖

疖是单个毛囊及其所属皮脂腺的急性化脓性感染，常扩张到皮下组织。致病菌大多为金黄色葡萄球菌和表皮葡萄球菌。正常皮肤的毛囊和皮脂腺中常有细菌存在，但只有在全身或局部抵抗力降低时，细菌才迅速繁殖并产生毒素，引起疖肿。

最初，患者皮肤局部出现红、肿、痛的小硬结，以后逐渐肿大，呈圆锥形隆起。数日后，结节中央组织坏死而软化，出现黄白色小脓头，红、肿、痛范围扩大。再经数日后，脓栓脱落，排出脓液，炎症便逐渐消失而愈。

疖一般无明显的全身症状，但若发生在血液丰富的部位，或全身抵抗力减弱，可引起不适、畏寒、发热、头痛和厌食等毒血症状。面部，特别是上唇周围和鼻部"危险三角区"的疖肿如被挤压或挑刺，容易导致感染沿内眦静脉和眼静脉向颅内扩散，引起化脓性海绵状静脉窦炎，出现眼部及其周围组织的进行性红肿和硬结，伴疼痛和压痛，并出现头痛、寒战、高热甚至昏迷等，病情十分严重，病死率高。

（二）疖常见的原因

（1）局部皮肤擦伤、不清洁、皮脂过多、经常受到摩擦和刺激等，都是疖肿发生的诱因。

（2）疖常发生于毛囊和皮脂腺丰富的部位，如颈、头、面部、背部、腋部、腹股沟部、会阴部和小腿。

（3）多个疖同时或反复发生在身体各部，称为疖病。常见于营养不良的小儿或糖尿病患者。

（三）如何预防疖的发生

（1）注意皮肤清洁，特别是在盛夏，要勤洗澡、洗头、理发，勤换衣服和剪指甲，幼儿尤应注意。

（2）用金银花和野菊花煎汤代茶饮用。

（3）疖周围皮肤应保持清洁，并用碘酊或75％乙醇涂抹，以防止感染扩散到附近的毛囊。

（四）疖的治疗及居家护理

（1）疖以局部治疗为主，对早期未溃破的炎性结节可用热敷、紫外线照射或超短波等物理疗法，亦可外涂碘酊、鱼石脂软膏或金黄膏。

（2）对全身症状明显，面部疖或并发急性淋巴管炎和淋巴结炎者，应静脉给予抗生素治疗。

（3）已有脓头时，可在其顶部点涂石炭酸；有波动时应及时切开引流。对未成熟的疖，不应挤压，以免引起感染扩散。

三、痈

（一）什么是痈

痈是多个相邻的毛囊及其所属皮脂腺或汗腺的急性化脓性感染，或由多个疖融合而成，致病菌为金黄色葡萄球菌，中医称为疽。颈部痈俗称"对口疮"，背部痈俗称"搭背"。痈多见于成年人，常发生在颈、项、背等厚韧皮肤部。感染常从一个毛囊底部开始，由于皮肤厚，感染只能沿阻力较弱的皮下脂肪柱蔓延至皮下组织，然后沿深筋膜向四周扩散，累及附近的许多脂肪柱，再向上传入毛囊群而形成具有多个脓头的痈。糖尿病患者因白细胞功能不良，较易患痈。

痈早期呈一片稍微隆起的紫红色浸润区，质地坚韧，界限不清，在中央部有多个脓栓，破溃后呈蜂窝状。之后，中央部逐渐坏死、溶解和塌陷，像火山口，其内含有脓液和大量坏死组织。痈易向四周和深部发展，周围呈浸润性水肿，局部淋巴结有肿大和疼痛。除有局部剧痛外，患者多有明显的全身症状，如畏寒、发热、食欲不振等，血常规提示白细胞计数增高。痈不仅局部病变比疖重，且易并发全身急性化脓性感染。唇痈容易引起颅内的海绵状静脉窦炎，危险性更大。

（二）痈常见的原因

（1）痈的主要病原菌为金黄色葡萄球菌，其次为链球菌、厌氧菌和铜绿假单胞菌等。皮肤不洁、局部擦伤、机体抵抗力降低是受感染的重要诱因，其中以糖尿病患者多见。

（2）大部分痈由自身引起，往往因为伤口处理不及时，破损处受到刺激或细菌入侵，出现瘙痒、疼痛和红肿，严重者可出现化脓。

（三）如何预防疖的发生

注意个人卫生，保持皮肤清洁，及时治疗疖以防止感染扩散。对合并糖尿病者，应予以积极治疗。

（四）痈的治疗及居家护理

1. 全身治疗

患者适当休息和加强营养，必要时使用镇痛剂，可选用磺胺甲噁唑加甲氧苄啶或青霉素、红霉素等抗菌药物。如有糖尿病，应根据病情同时给予胰岛素及控制饮食等治疗。

2. 局部治疗

早期可用 50% 硫酸镁或 75% 乙醇湿敷，促进炎症消退，减轻疼痛。对已有破溃者，因皮下组织感染的蔓延大于皮肤病变区，引流也不通畅，需及时切开引流。

————— 病例与思考 —————

【病例摘要】

患者，男，42 岁，无高血压、糖尿病等慢性病史。5 天前，患者胸背部出现疖，因为处理不当，局部出现痈，伴瘙痒、疼痛和红肿，局部出现波动感，有化脓现象，遂来院就诊。

初次伤口评估（见图 8-8、图 8-9）：患者胸背部有 4 cm×4 cm 脓肿，有波动感，红肿、疼痛明显，予"十字法"切开排

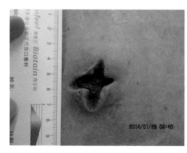 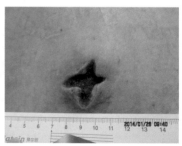

图 8-8　初次伤口评估　　　图 8-9　初次伤口评估

脓，清创后可见基底 100％红色肉芽组织，有臭味，周围皮肤红肿。

【临床诊断】

背部脓肿。

【治疗原则】

(1) 选择合适的清创方法，清除脓腔分泌物。

(2) 加强护理，保持局部清洁干燥。

(3) 选择合适的敷料及方法，促进伤口愈合。

【护理措施】

(1) 伤口评估。

① 全身评估：患者为中年男性，无慢性疾病史，全身情况良好。

② 局部评估：胸背部有 4 cm×4 cm 脓肿，有波动感，红肿、疼痛明显，予"十字法"切开排脓，可见基底 100％红色肉芽组织，有臭味，周围皮肤红肿。

(2) 伤口清洁：伤口周边皮肤以安尔碘棉球消毒，生理盐水棉球清洗伤口。

(3) 伤口清创：清除脓腔内分泌物，基底 100％红色，有臭味。

　　（4）敷料选择和应用：一级敷料藻酸钙填塞（见图 8 - 10），藻酸钙提供湿性愈合环境，有减轻伤口疼痛、促进肉芽生长、溶解坏死组织、吸收渗液的作用。二级敷料为泡沫敷料（见图 8 - 11），泡沫敷料吸收伤口渗液，促进上皮生长，不浸渍周围皮肤。定期至门诊换药，经过 1 个月的治疗，伤口愈合（见图 8 - 12）。

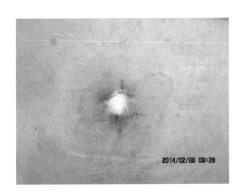

图 8 - 10　藻酸钙填塞

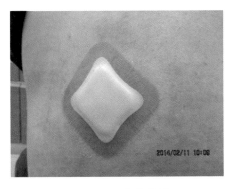

图 8 - 11　泡沫敷料

慢性伤口居家护理指导

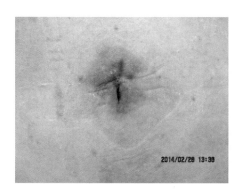

图 8 - 12　1 个月治疗后伤口愈合

护理体会

　　痈是皮肤遭到细菌感染而出现的一种皮肤病，表现出的症状是瘙痒和疼痛，严重者甚至出现溃烂，一旦出现不适症状，应早期积极治疗，不可自行处理伤口。治疗时应与患者做好充分沟通，减轻患者的焦虑和紧张情绪，让患者配合治疗，按时换药。指导患者合理饮食，进食高蛋白和高维生素饮食，忌辛辣刺激食物，禁吸烟。未愈合前，患者应保持伤口及周围皮肤清洁和干燥，避免细菌感染和延长病程，延迟伤口愈合。因脓肿常有脓液渗出，应保持贴身衣物清洁，及时更换，防止继发感染。

（枫林街道社区卫生服务中心　吴颖华）

参 考 文 献

［1］ 胡爱玲，郑美春，李伟娟. 现代伤口与肠造口临床护理实践［M］. 北京：中国协和医科大学出版社，2010.

［2］ 丁炎明. 伤口护理学［M］. 北京：人民卫生出版社，2017.

［3］ 蔡蕴敏. 细说慢性伤口及护理［M］. 上海：第二军医大学出版社，2016.

［4］ 蒋琪霞. 压疮护理学［M］. 北京：人民卫生出版社，2019.

［5］ 中国医疗保健国际交流促进会糖尿病足病分会. 中国糖尿病足诊治指南［J］. 中华医学杂志，2017，97（4）：251-258.

［6］ 许樟荣，冉兴无. 糖尿病足规范化诊疗手册［M］. 北京：人民军医出版社，2015.

［7］ 倪鹏文，谢挺. 确立以"病因学治疗"为核心的难愈伤口治疗原则［J］. 创伤外科杂志，2016，18（6）：383-385.

［8］ 蒋琪霞. 下肢静脉性溃疡预防与护理的循证实践［J］. 上海护理，2014，14（3）：87-94.

［9］ Kelechi TJ, Brunette G, Bonham PA, et al. 2019 Guideline for Management of Wounds in Patients With Lower-Extremity Venous Disease (LEVD): An Executive Summary［J］. J Wound Ostomy Continence Nurs, 2020,47(2):97-110.

［10］ 中华医学会外科分会血管外科学组. 慢性下肢静脉疾病诊断与治疗中国专家共识［J］. 中华普通外科杂志，2014，29（4）：246-252.

［11］ 周帅，江锦芳，覃彦珠，等. 恶性肿瘤伤口症状管理的最佳证据总结［J］. 护理学杂志，2020，35（20）：92-97.

［12］ 尤渺宁，李惠平，康京京，等. 湿性愈合疗法联合化疗在乳腺癌癌性伤口管理中的应用［J］. 护理管理杂志，2016，16（6）：452-454.

［13］　蒋琪霞. 伤口护理临床实践指南 ［M］. 南京：东南大学出版社. 2004.

［14］　陈梓乐，敖英，王子梅. 细胞衰老在伤口愈合中的作用 ［J/OL］. 中国生物化学与分子生物学报，2020，36 （12）：1404 - 1410.

［15］　蒋琪霞，徐娟，王亚玲，等. 创伤伤口患者居家洗浴与伤口感染现况调查及伤口感染影响因素分析：一项多中心研究 ［J/OL］. 中国全科医学，2021，24 （29）：3757 - 3762.

［16］　徐慧敏，吴娟，李萍. 伤口渗液管理的研究现状 ［J］. 临床皮肤科杂志，2018，47 （06）：389 - 392.

［17］　蒋琪霞，周济宏，钱洪波，等. 跨学科团队合作处理复杂伤口的实践与效果 ［J］. 中国护理管理，2018，18 （1）：10 - 14.

［18］　曾洁，杨雅. 1 例超高龄患者胫前区低温烫伤的伤口护理 ［J］. 中西医结合护理 （中英文），2019，5 （2）：209 - 211.

［19］　时婕，戚伟伟，徐庆连. 合肥地区 351 例低温烫伤的病因学分析 ［J/OL］. 中国修复重建外科杂志，2010，24 （6）：665 - 667.

［20］　周昕，蒋琪霞，彭青. 湿性疗法在低温烫伤伤口中的应用 ［J/OL］. 医学研究生学报，2011，24 （4）：445 - 446.

［21］　吴在德，吴肇汉. 外科学 ［M］. 北京：人民卫生出版社，2010.

［22］　李敏华，张翀旎. 甲沟炎的治疗现状分析 ［J］. 实用临床医学，2015，16 （5）：105 - 107.

［23］　Stevens DL, Bisno AL, Chambers HF, et al. Practice guidelines for the diagnosis and management of skin and soft tissue in fections: 2014 update by the infectious diseases society of America ［J］. Clin Infection Diseases, 2014,59(2):147 - 159.